多數的現代人正在承受著「睡眠負債」

睡眠也和健康風險關係密切

現今極受注目的「睡眠負債」（sleep debt）到底是什麼呢？假設一位原本每天需要8小時睡眠的人，由於某種原因有天只睡了6小時，單單這2小時並不會稱作睡眠負債。然而，若連續好幾天都睡眠不足，從數天累積到數週，變成慢性睡眠不足時，才稱之為「睡眠負債」。只有一晚睡眠不足或熬夜，都不屬於睡眠負債。

目前，有許多現代人正在承受著睡眠負債，這不只會降低白天的活動表現，還容易對健康造成各種風險。就算有2～3天的充足睡眠也無法解決睡眠負債的問題。此外，即使預先「補充睡眠」，對於防止睡眠負債也沒有任何效果。

何謂睡眠負債？
如圖所示，睡眠不足持續累積而成的包袱便成為睡眠負債。提出睡眠負債一詞的是美國史丹佛大學著名睡眠研究學者德門特（William Dement, 1928～2020）。

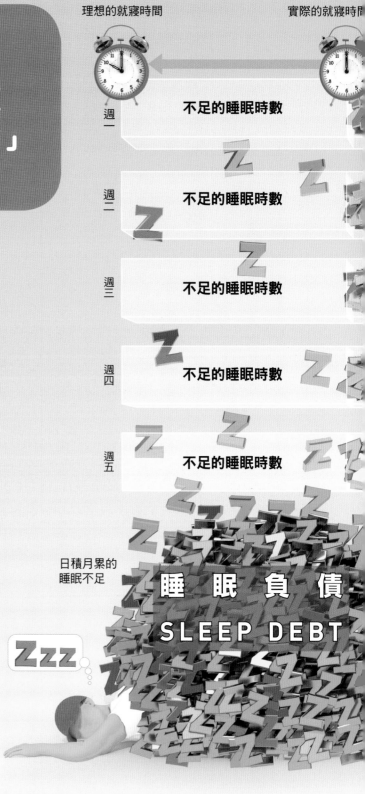

理想的就寢時間　　　　　　　　　實際的就寢時間

週一　　不足的睡眠時數

週二　　不足的睡眠時數

週三　　不足的睡眠時數

週四　　不足的睡眠時數

週五　　不足的睡眠時數

日積月累的睡眠不足

睡　眠　負　債
SLEEP DEBT

Zzz

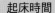

原本所需的睡眠時數

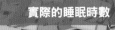

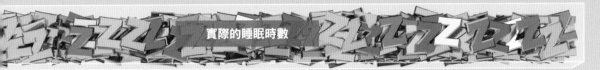

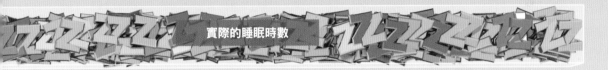

日本人的睡眠時數，
遠遠不及其他先進國家

經濟合作暨發展組織（OECD）是由全球先進國家組成的國際組織，右圖為其整理歸納的各國平均睡眠時數摘要（2018年的數據）。

日本		**7小時22分**
韓國		7小時41分
墨西哥		7小時59分
挪威		8小時12分
德國		8小時18分
26個國家平均		**8小時25分**
英國		8小時28分
法國		8小時33分
義大利		8小時33分
西班牙		8小時36分
希臘		8小時38分
加拿大		8小時40分
美國		8小時45分
土耳其		8小時50分
中國		9小時2分
南非		9小時13分

6　　　　7　　　　8　　　9 小時

即使在週末補充睡眠也無法償還睡眠負債
只靠2～3天長時間睡眠是無效的

累積了睡眠負債後，很容易在假日睡得更久。一般認為藉由「補充睡眠」可以彌補平日的睡眠不足，但事實上，只靠2～3天的長時間睡眠，是無法消除睡眠負債的。

為了調查晝夜長短對人的情緒和感情所帶來的影響，科學家進行了以下實驗：受試者在明亮的地方和平常一樣活動10個小時，然後在昏暗的房間裡臥床休息14個小時。受

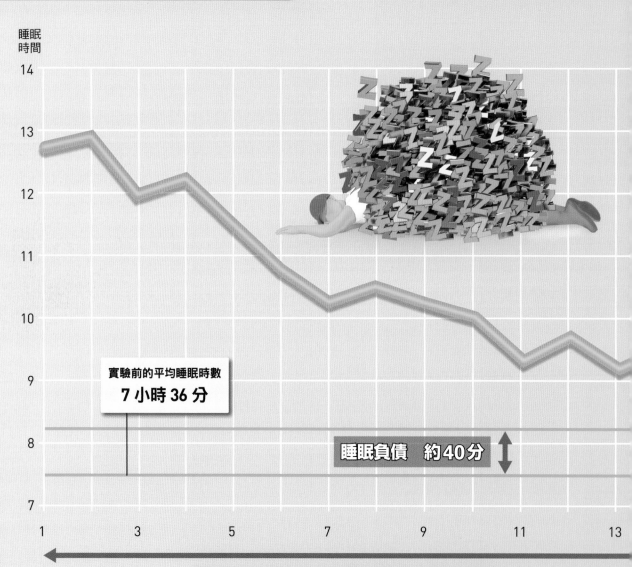

睡眠時間

實驗前的平均睡眠時數
7 小時 36 分

睡眠負債　約40分

讓睡眠時數穩定下來需花費約3週的時間

試者總共8位，其原本的睡眠時數平均約為7小時36分。

　　實驗開始後，每位受試者在第一天皆平均睡足了約12小時。但隨著日子過去，每位受試者的睡眠時數越來越短，經過3週後，平均睡眠時數則穩定落在8小時15分。換句話說，這8小時15分是受試者原本必要的睡眠時數。

　　由此可知受試者承受著約40分的

睡眠負債，並且一共花了3週才順利償還。

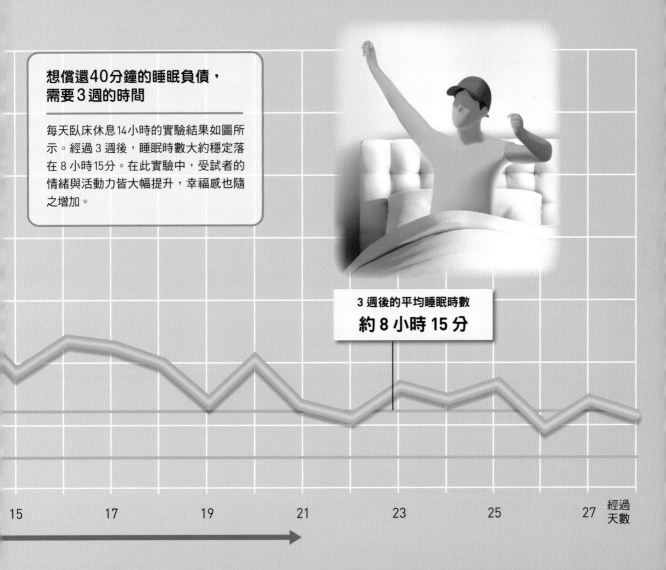

想償還40分鐘的睡眠負債，需要3週的時間

每天臥床休息14小時的實驗結果如圖所示。經過3週後，睡眠時數大約穩定落在8小時15分。在此實驗中，受試者的情緒與活動力皆大幅提升，幸福感也隨之增加。

3週後的平均睡眠時數
約 8 小時 15 分

15　　　17　　　19　　　21　　　23　　　25　　　27　　經過天數

參考資料：William C. Dement, MD, PhD. Sleep Extension: Getting as Much Extra Sleep as Possible. Clin Sports Med 24, 2005

由基因和年齡決定「晨型」或「夜型」

適合自己的就寢時間極為重要

不要產生睡眠負債的唯一方法，就是確保自己每天必要的睡眠時間。「睡幾個小時」固然重要，但為了確保時數，亦不能忽視「幾點上床就寢」。

人體內具備了週期約為24小時的「生理時鐘」（internal clock），這會影響到產生睡意的時間。平均週期約為24小時，但實際上依每個人的情況有所差異。週期比24小時短的人，

晚上6點

深夜12點

你是清晨型？還是夜間型？

從睡眠時段可知自己的時型傾向於晨型或夜型。比平均時段更早睡早起的人為晨型，而更晚睡晚起的人為夜型。多數人則是位在晨型和夜型之間的「中間型」。

入睡時間

診斷結果：你是「中間型」

你的晨型夜型分數為：**51** 分。

4000名一般日本成年人當中，你的排名在

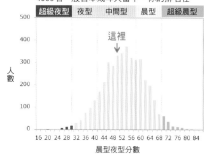

只要回答在網路上公開的「晨型和夜型問卷（MEQ）」20個問題，就能夠從晨型、夜型和中間型等類型中診斷出自己為哪一種（http://www.sleepmed.jp/q/meq/meq_form.php）。此測驗獲得各國研究人員的支持，信賴度極高。

晨型

超級晨型

產生睡意的時間較早，是早睡早起的「晨型」。相反地，若生理時鐘的週期比24小時略長的人，則是晚睡晚起的「夜型」。

晨型或夜型等睡眠類型稱為「時型」（又叫做日韻律型態，chronotype），最近的研究發現此型態取決於近300種的基因組合。天生就是夜型的人，基本上很難靠著自身努力轉換成晨型。譬如說，夜型的人即使提早就寢，也曾毫無睡意而難以入眠。配合自己的時型決定就寢時間才是最理想的方式。

時型會隨著年齡有所改變。過了19歲之後，和幼年期相比越來越容易變為夜型。之後，約在40～59歲時再回到晨型，隨著年齡增加，會越來越傾向於晨型。

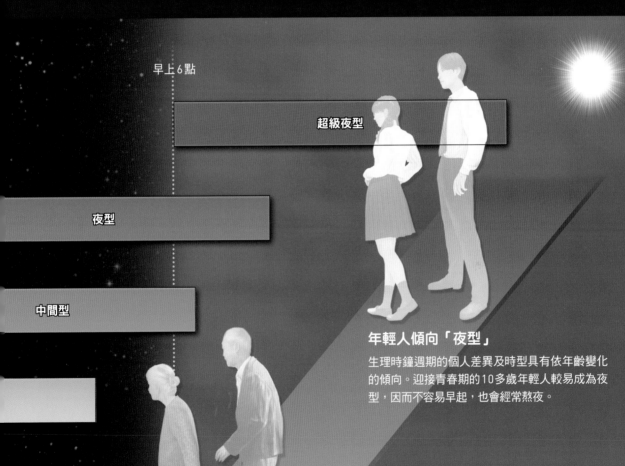

早上6點

超級夜型

夜型

中間型

年輕人傾向「夜型」

生理時鐘週期的個人差異及時型具有依年齡變化的傾向。迎接青春期的10多歲年輕人較易成為夜型，因而不容易早起，也會經常熬夜。

越高齡越易傾向「晨型」

隨著年齡增加越容易成為晨型。研究顯示，高齡者會逐漸無法在夜晚長時間睡眠，而是利用午睡等方式彌補睡眠不足。一般認為，年紀越大越早起的情況與這些因素有關。

人若持續不睡，終將導致死亡

斷眠對身體產生的深刻影響

一般認為人若是持續不睡，最後將會死亡。雖然沒有實際以人類進行確認的紀錄，但在小白鼠的實驗中，讓其持續斷眠2～4週後得到了所有個體皆死亡的結果。

以最久人類持續斷眠紀錄而聞名的是由美國聖地牙哥的高中生迦德納（Randy Gardner）於1964年進行的挑戰。17歲的迦德納選擇了「斷眠對人體產生的影響」作為自由研究的題目。由於史丹佛大學的德門特博士是

斷眠實驗開始

斷眠第1天	斷眠第2天	斷眠第3天	斷眠第4天	斷眠第5天	斷眠第6天
December	December	December	December	January	January
28	**29**	**30**	**31**	**1**	**2**
早上6點起床。斷眠實驗開始。	眼睛無法聚焦。	心情容易起伏。覺得噁心想吐。	無法專注。會看到幻覺。	間歇性地沉浸在幻想中。	對於物品的立體視覺能力降低。

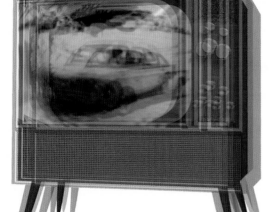

無法聚焦

迦德納在斷眠的第2天，眼睛就難以對焦。在第2天之後，由於眼睛疲勞，他便停止觀看電視。

道路標誌變成人？看到幻覺了

在斷眠4天後，迦德納出現了把道路標誌看成人類的幻覺。在此同時，記憶開始缺損，專注力亦逐漸下降。據說頭部產生像是被布緊緊圍繞綁住的感覺。

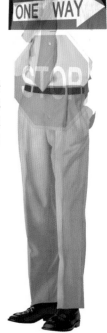

連續11天不眠不休會怎樣？

迦德納在1964年12月28日開始進行斷眠實驗。精神十足時和平常一樣沒有變化，但當睡意越來越強，便出現了下列症狀。上方日期顯示他的斷眠期間及每日症狀，其中的幾種症狀則如圖中所示。在其他斷眠實驗中的受試者也有相同症狀，因此這些可說是由斷眠而產生的一般常見症狀。

研究睡眠的權威，亦是提出「睡眠負債」一詞的創始人，因此迦德納就在德門特的見證下，開始了持續斷眠的挑戰。

下圖為迦德納在斷眠實驗期間的狀態。迦德納在第 9 天時已無法完整唸出文章，並且可觀察到其手指及眼球顫動，甚至難以張開眼瞼。迦德納在斷眠期間沒有喝過咖啡等任何具提神作用的飲品。

迦德納的斷眠時數超過了以往260個小時的世界紀錄，整整長達11天（264個小時）。據說迦德納在達成世界紀錄後結束斷眠實驗，睡了約14小時40分鐘之久，幸運的是迦德納並沒有留下後遺症。然而，也有因長期斷眠而讓大腦損害的實例，斷眠可說是非常危險的行為。

斷眠實驗結束

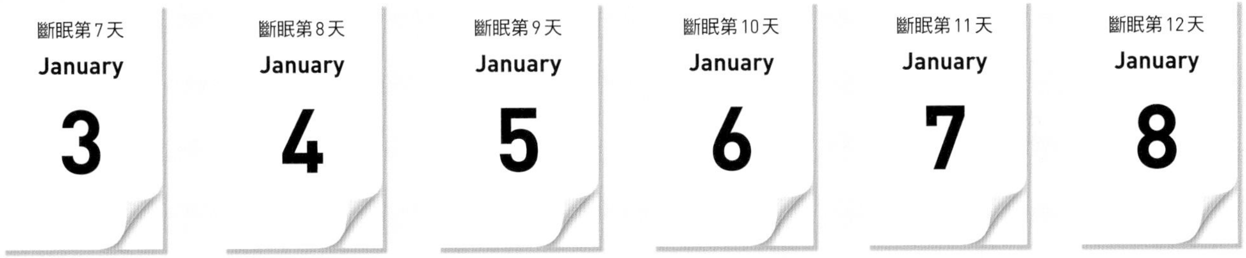

斷眠第 7 天	斷眠第 8 天	斷眠第 9 天	斷眠第 10 天	斷眠第 11 天	斷眠第 12 天
January	January	January	January	January	January
3	4	5	6	7	8
明顯口齒不清。	發音逐漸變得不清楚。	只剩片段思考。無法完整地唸出文章。	關於記憶和語言的能力下降。	關於記憶和語言的能力下降。	早上 6 點就寢。斷眠實驗結束。

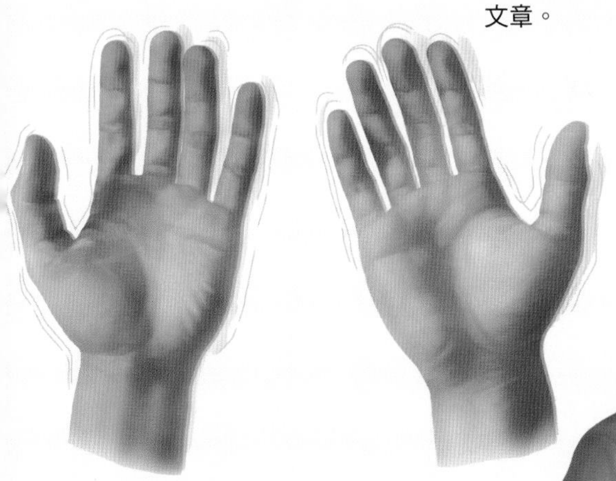

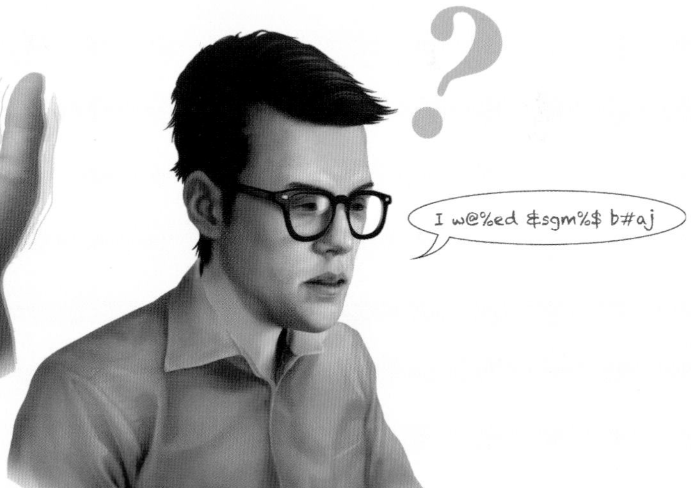

I w@%ed &sgm%$ b#aj

手指和眼球顫動
在實驗期間，迦德納把雙手攤開後發現了手指抖動的症狀。此外，想張開眼瞼也無法（眼瞼下垂，blepharoptosis），並出現眼球細微顫動的現象。

記憶缺損，口齒不清
大約第 4 天就能觀察到記憶缺損的情況。研究人員推測這可能是由於迦德納在自己毫無察覺下，大腦產生了瞬間短暫睡眠 ──「微睡眠」（microsleep）的緣故。此外，隨著斷眠實驗持續進行，迦德納說話速度也越來越慢且口齒不清，聲音也毫無抑揚頓挫。

了解正確的睡眠基礎

睡眠有一定的 「循環週期」

最初的睡眠週期極為重要

以睡眠機制而廣為人知的正是「睡眠週期」（sleep cycle）。一般來說，入眠後首先會先進入名為「非快速動眼睡眠」（non-rapid eye movement sleep，NREM sleep）的時期，大約持續60分，結束後接著進入「快速動眼睡眠」（rapid eye movement sleep，REM sleep）。NREM和REM組合成一個「睡眠週期」，在1次的睡眠當中，此睡眠週

所謂的睡眠週期

下圖為從入睡（左）到起床（右），8個小時的標準睡眠週期實例。如圖所示，睡眠週期由三個階段的NREM及REM交互組成。橫軸表示時間，越下層的階段表示越深度的睡眠。心跳數和血壓在NREM中皆逐漸下降，在REM中則會上升。

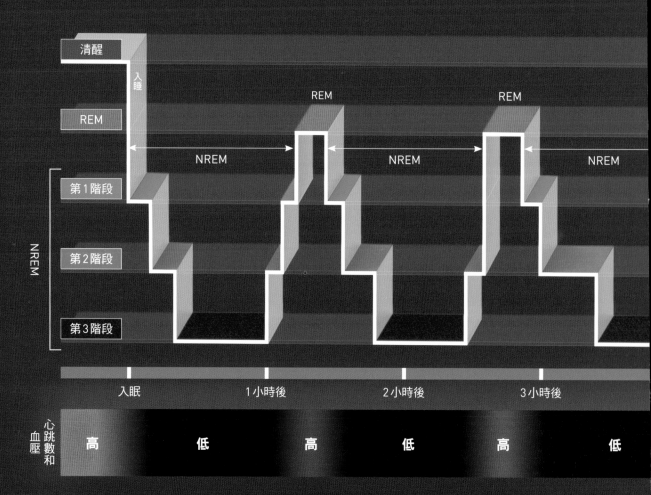

清醒

入睡

REM

REM

REM

NREM

NREM

NREM

第1階段

NREM

第2階段

第3階段

入眠　　　　　　1小時後　　　　　　2小時後　　　　　　3小時後

心跳數和血壓

高　　　低　　　高　　　低　　　高　　　低

期會重複約4～6次（下圖）。

1次的睡眠週期大約為90分，而REM在這90分鐘的睡眠當中所占的比例會逐漸增大。此外，睡眠週期的長短不但因人而異，甚至在每一晚的睡眠中皆有所變化。

NREM分為第1到第3共三個階段※。依序先進入第1、第2、第3階段，再回到第2、第1階段後，NREM便結束。但即便有哪個階段被跳過，也是很常見的情況。

※：NREM原本被分為第1到第4個階段。但在最近的基準中，不再區分以往的第3和第4階段，而全都歸類為第3階段。本書根據此新基準進行標示。

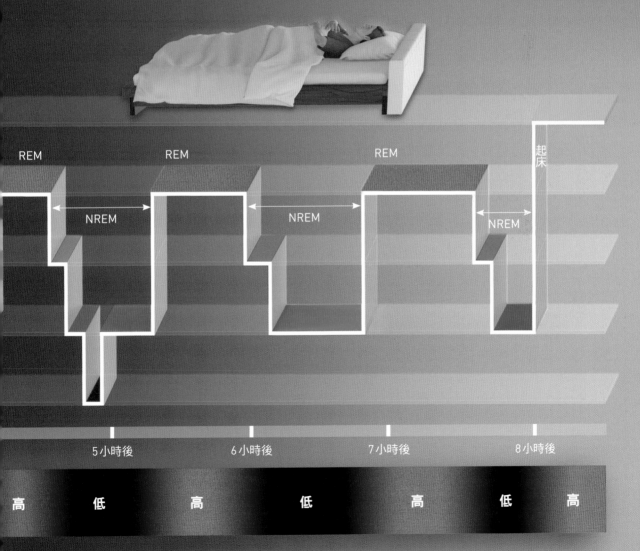

REM　　　　　　　REM　　　　　　　REM　　　　　　起床

NREM　　　　　　NREM　　　　　　NREM

5小時後　　　　6小時後　　　　7小時後　　　　8小時後

高　　低　　高　　　低　　　高　　低　　高

少年伽利略 11

在非快速動眼睡眠中
細胞仍持續活動
非快速動眼睡眠
能強化「記憶」

N REM的第1～3階段是以睡眠中不同的「腦波」（brain wave）來區分。

進入第1階段時，在入睡前觀察到的「α波」（alpha wave）會消失，並出現振幅較小的腦波。接著進入第2階段時，將會觀察到振幅更細微的「紡錘波」（spindle）。第2階段占整體睡眠時間最久，屬於淺眠狀態，持續消除睡意。

而進入第3階段時，則出現名為δ波（delta wave）的慢速振動（1秒約1～4次）腦波。δ波表示腦神經細胞正在反覆休息和活動。但目前仍尚未得知神經細胞的同步化具有什麼樣的意義。

在近幾年的研究中得知，NREM對於記憶的定著和強化來說相當重要。有一說是在NREM中，腦部會解除不必要的神經細胞連結，並重組和強化記憶。

腦波的本質為何？

所謂腦波是由一種裝設在頭部的電極讀取到的電訊號（electric signal）波動，此波動源自於腦神經細胞（神經元，neuron）的活動。下圖為位於大腦表面附近的神經細胞。當接收到其他神經細胞傳來的電訊號時，電會在神經細胞中流動。利用裝設在頭部的電極來讀取多數神經細胞產生的電訊號，其顯示的波動就是腦波。一般認為，若神經細胞產生電訊號的時機不一，腦波的振動幅度較細微零碎（頻率高）；若越同步化則起伏越平緩（頻率低）。

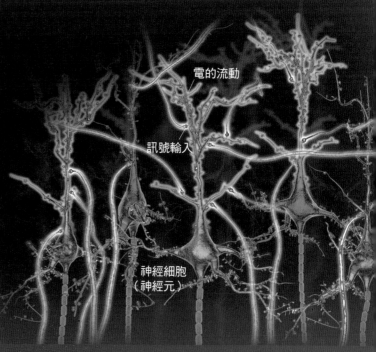

電的流動

訊號輸入

神經細胞
（神經元）

清醒
（閉眼）

α 波

腦波的主要參考資料：
Chris Goode, PhD, PSYC
1100: Natural Sciences
Aspect of Psychology, Week 9:
Consciousness Spring 2008

NREM
第1階段

振幅較小的腦波

紡錘波
（以12～14赫茲持續約1秒）

NREM
第2階段

NREM
第3階段

δ 波
（約1～4赫茲左右的腦波）

腦波的測量

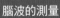

在NREM中觀察到的腦波

在清醒時（閉眼狀態）處於放鬆狀態的腦中，可觀察到名為α波的腦波。一進入睡眠狀態約1秒後，腦波的模式會改變，出現NREM第1階段中振幅較小的腦波，接著在第2階段出現紡錘波。亦有研究指出，紡錘波和把大腦「海馬迴」（hippocampus）製造的短期記憶移至大腦皮質並固著的作用有所關聯。而在深度睡眠的第3階段中則會出現δ波，是起伏最平緩的腦波。可觀察到δ波的第3階段亦被稱為「慢波睡眠」（slow-wave sleep，SWS）。

做夢通常發生在快速動眼睡眠

快速動眼睡眠中的腦波與清醒時相近

N REM結束後，接著進入REM，正如其名，是指睡眠中眼球快速細微移動的現象。具有REM的脊椎動物主要為哺乳類和鳥類。

有趣的是，在REM階段的大腦，儘管在睡眠當中，仍和清醒時的狀態相近。若觀察REM中的腦波，可以看見和清醒時相同的細微振動。而透過腦部活動可視化的技術，能觀察到REM階段的腦當中，有多個區域甚至比清醒時更加活躍（右圖）。

目前已知像是「在空中飛翔」這類奇妙的夢，或是帶有喜怒哀樂及不安等感受的夢，都是在REM時產生。在REM階段的大腦中，和理性判斷有關的「前額葉皮質區」（prefrontal cortex）活動降低，另一方面，產生視覺影像的「視覺聯合區」（visual association area）及掌管情緒的「杏仁核」（amygdala）則活動旺盛。一般認為這些與REM中的夢有關，不過人在NREM中也會做夢（模糊抽象的夢）。

在REM中活動旺盛的大腦區域

圖中的紅色部分，是在REM中比清醒時活動更加旺盛的大腦區域。此外，也有在REM中比清醒時活動下降的區域，但在本圖中並未標示。

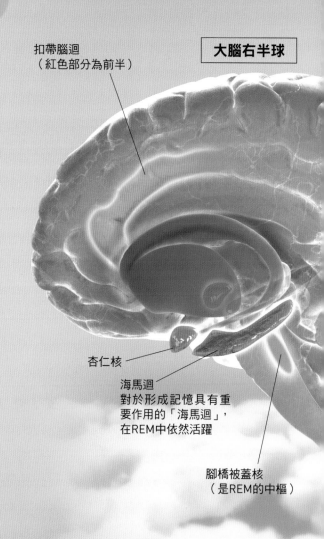

扣帶腦迴
（紅色部分為前半）

大腦右半球

杏仁核

海馬迴
對於形成記憶具有重要作用的「海馬迴」，在REM中依然活躍

腳橋被蓋核
（是REM的中樞）

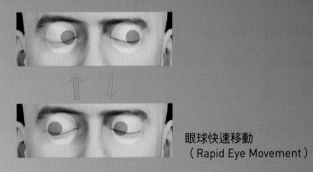
眼球快速移動
（Rapid Eye Movement）

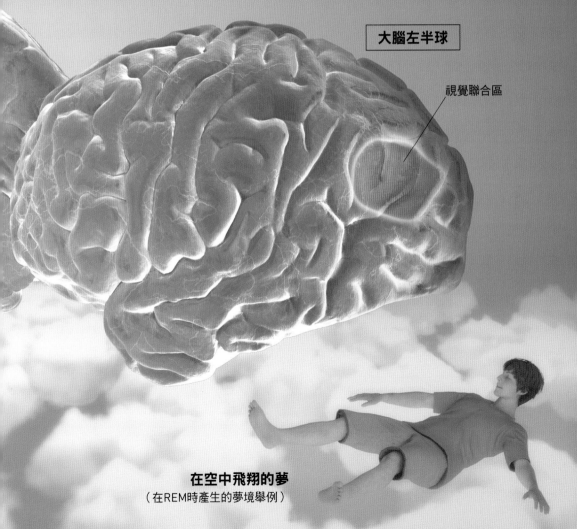

大腦左半球

視覺聯合區

在空中飛翔的夢
（在REM時產生的夢境舉例）

Coffee Break

天才在夢中
靈光乍現

大腦在做夢時，到底發生了什麼事情呢？

　　當我們睡醒開始進行日常活動時，為了不讓注意力分散到不必要的瑣事上，大腦會只選擇必要的腦內神經網絡，並抑制其他不必要的資訊進入意識中。

　　然而，在做夢的睡眠階段（REM）中，此抑制能力下降，在清醒時毫不相關的記憶之間因而連結，產生平時無法想像的記憶組合，繼而在瞬間激發出嶄新的創意。

　　雖然這只是一種假說，但天才擁有驚人的專注力，比起一般人，在睡前專注思考的事情也許和其他記憶間更容易產生連結。天才能靠著卓越的專注力、熱情和努力，將龐大的專業知識和經驗，甚至連同非專門領域的知識和經驗全部儲存至大腦內部。由於天才的腦中擁有眾多發生連結的元素，因此被認為比一般人能創造更多的組合，進而從中產生出嶄新的創意。

REM中的大腦

REM中的腦內神經迴路活動狀態如圖所示。在大腦清醒時，未發生連結的神經細胞之間會產生隨機組合（網絡）。

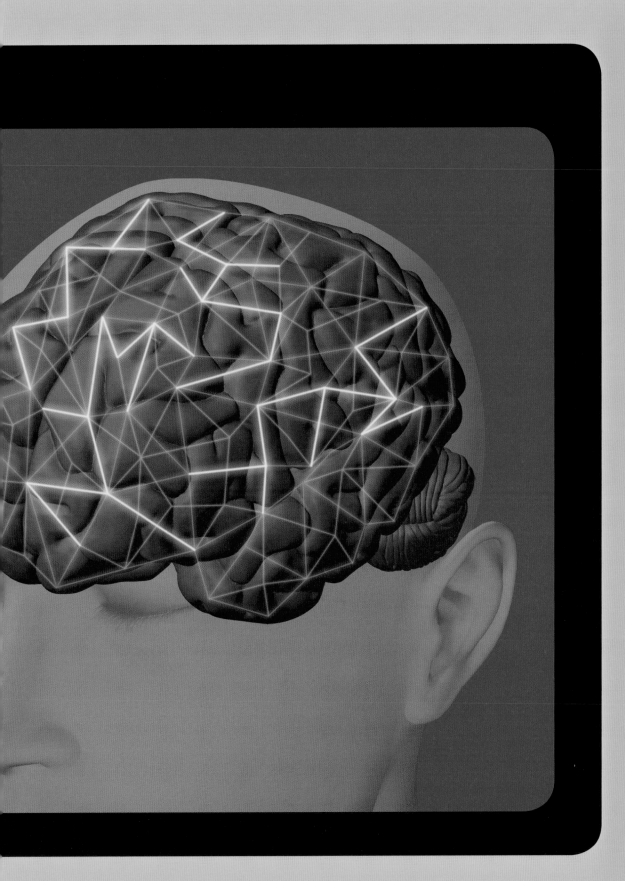

「睡眠驅力」累積越多就會感受到睡意

利用「睡意添水裝置」說明睡眠機制

以「添水裝置」比喻睡眠驅力

睡意添水裝置的開口往上時表示仍在清醒狀態，睡眠驅力也持續累積。當累積了足夠的睡眠驅力後，睡意添水裝置變會傾斜，表示進入睡眠狀態，並將累積的睡眠驅力倒出來。

不想睡的時候，就算再怎麼努力，也不一定能睡著。人必須要有足夠的「睡意」才能入睡。

睡意到底是什麼呢？睡意被喻為「神經科學界最大的黑盒子」，其真實樣貌透過近年來的研究已迅速地被陸續揭開。

直至今日，一般都是以名為「雙歷程模式」（two-process model）的假說來說明睡眠的機制。透過雙歷程（也就是兩個過程）能使睡眠和清醒的循環週期順利進行。

第一個過程就是關於睡眠慾望強弱的「睡眠驅力」，在清醒的期間會持續累積。等到累積了足夠的睡眠驅力後，自然就會開始進入睡眠狀態，透過睡眠，睡眠驅力會逐漸消退。關於睡眠驅力的蓄積和消退，可以用注滿水後會傾倒而出的「添水裝置」來比喻（右圖）。

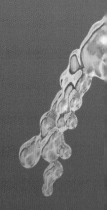

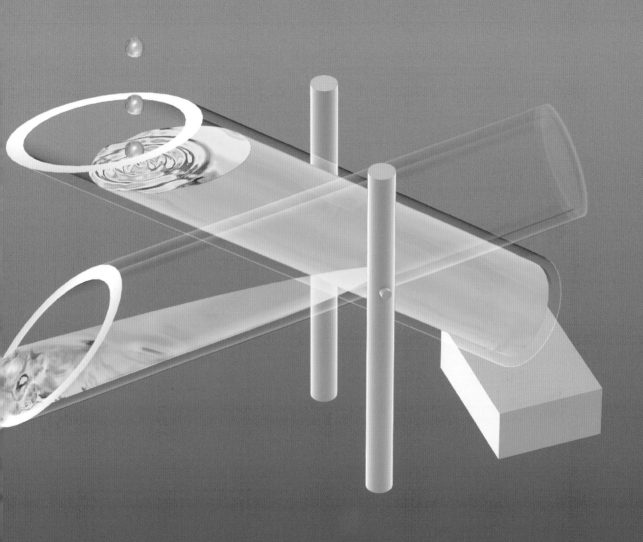

「生理時鐘」能製造清醒信號的節律

晚間9點左右達到最高峰

以24小時為週期的生理時鐘，是「雙歷程模式」的第二個過程。

生理時鐘有別於睡眠驅力的累積（右下圖的黃線），會獨立製造出清醒信號的波（右下圖的紅線）。這個清醒信號在晚間9點左右達到最高峰，之後便逐漸減弱。如此一來，即藉由睡意添水裝置傾斜進入睡眠狀態。此狀態將持續到睡眠驅力充分消退為止。

由於時型為晨型的人，生理時鐘週

製造清醒信號波的「生理時鐘」

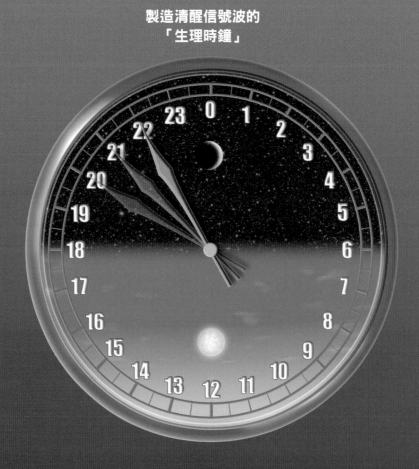

期較短，清醒波會較早開始減弱（反之夜型的人會較晚）。此外，生理時鐘即使有如此差異，在早晨曬到陽光後便會自動重置。

2018年在解開睡意之謎方面有相當大的進展，其成果將在下一頁介紹。

睡眠的機制

控制睡眠與清醒之循環週期的「雙歷程模式」如下圖所示。睡眠驅力（黃線）和由生理時鐘製造的清醒信號波（紅線）操控著睡眠與清醒的週期。

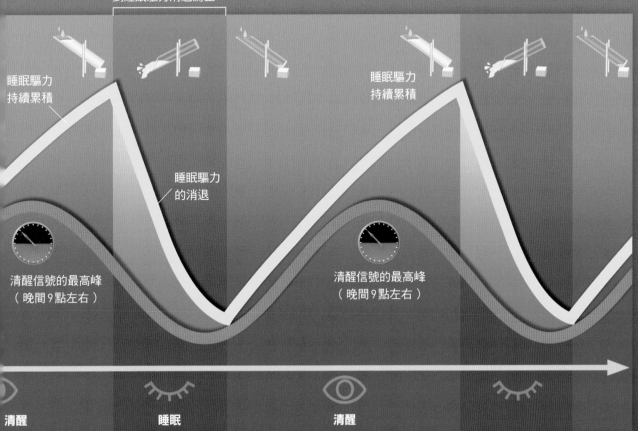

清醒波減弱後便進入睡眠狀態，此狀態將持續到睡眠驅力消退為止

睡眠驅力持續累積

睡眠驅力的消退

清醒信號的最高峰（晚間9點左右）

睡眠驅力持續累積

清醒信號的最高峰（晚間9點左右）

清醒　　　睡眠　　　清醒

引發睡意的蛋白質

累積在「睡意添水裝置」的水

到 目前為止，「睡意」一詞多次重覆登場。睡意在人清醒時持續累積，再透過睡眠逐漸消退，其真實樣貌到底是什麼呢？

日本筑波大學劉慶華教授和柳澤正史教授的研究團隊在2018年發現，在腦內有某種現象為有力的候選答案，那就是腦內80種蛋白質所產生的化學變化，被命名為「睡眠需求指標磷酸化蛋白質」（SNIPPs）。事實

隨著睡意變化的SNIPPs

在突觸中的SNIPPs如圖所示。黃色球體用來表示磷酸化的進行程度。透過睡眠，SNIPPs發生去磷酸化（左圖），而清醒時磷酸化則持續進行（右圖）。研究人員認為，磷酸化的SHIPPs數量就是睡意添水裝置中蓄積的水。

處於睡意消除狀態的突觸

磷酸化

尚未充分磷酸化的SNIPPs

持續清醒

神經傳導物質

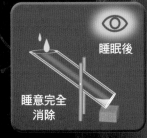

睡眠後

睡意完全消除

尚未充分磷酸化的SNIPPs

上，其中有69種集中於神經細胞將訊號傳遞給另一個神經細胞的「突觸」（synapse）上，請見下圖。

透過小鼠實驗已知，人持續清醒時，SNIPPs會逐漸產生名為「磷酸化」（phosphorylation）的化學變化，而透過睡眠時，會逐漸消去SNIPPs的磷酸化。這樣的變化恰恰符合睡意的實際樣貌。

研究人員認為，SNIPPs的磷酸化，就如同睡意添水裝置中的水。而去除磷酸化所需的時間，也許就是人所必需的睡眠時間。

若這個想法正確，那麼睡眠不足持續累積，使大腦處於「睡眠負債」狀態時，磷酸化的SNIPPs便無法完全消退而蓄積，也許這正是導致突觸在整個大腦中作用效率變低的原因。

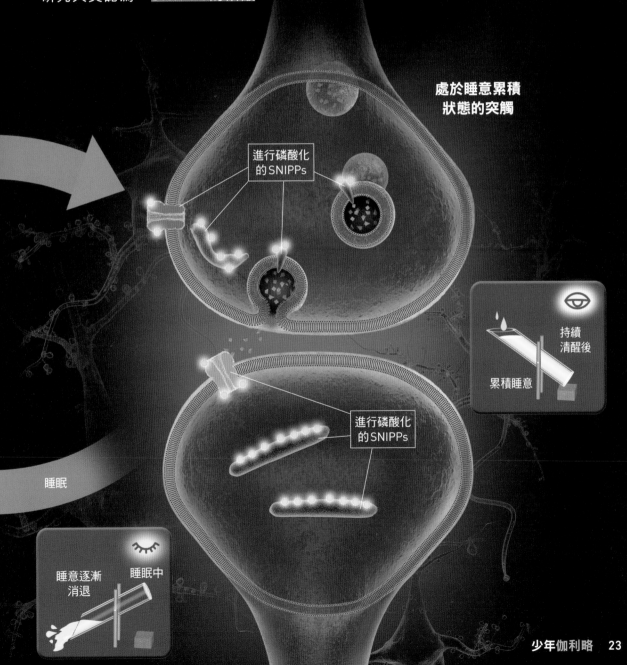

處於睡意累積
狀態的突觸

進行磷酸化
的SNIPPs

持續
清醒後

累積睡意

睡眠

進行磷酸化
的SNIPPs

睡意逐漸
消退

睡眠中

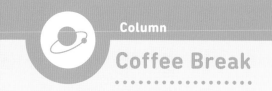

若生理時鐘紊亂
將造成免疫力下降

包含人類在內，有許多生物擁有約24小時週期的「生理時鐘」，它控制著睡眠節奏、血壓、體溫、激素分泌等多項身體功能。日本京都府立醫科大學的八木田和弘教授與其研究團隊透過小鼠實驗得知，若因生活不規律造成生理時鐘長期紊亂，除了排除病原體的免疫系統會逐漸老化之外，還會導致內臟器官慢性發炎等帶來多種不良影響。

憑著以往的經驗，一般大眾都知道不規律的生活對健康無益，也有多項

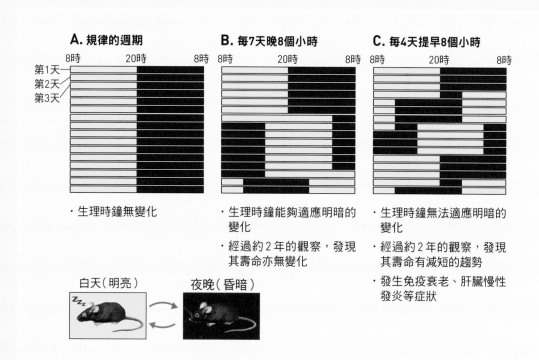

A. 規律的週期

| 8時 | 20時 | 8時 |

第1天
第2天
第3天

· 生理時鐘無變化

白天（明亮）　　夜晚（昏暗）

B. 每7天晚8個小時

| 8時 | 20時 | 8時 |

· 生理時鐘能夠適應明暗的變化

· 經過約2年的觀察，發現其壽命亦無變化

C. 每4天提早8個小時

| 8時 | 20時 | 8時 |

· 生理時鐘無法適應明暗的變化

· 經過約2年的觀察，發現其壽命有減短的趨勢

· 發生免疫衰老、肝臟慢性發炎等症狀

流行病學研究（採用收集大量病例並分析的方法）顯示，從事排班制的夜勤人員較易出現文明病、憂鬱症、肥胖或經期不順等症狀。此不良影響，已成為現代社會越來越嚴重的健康問題之一。

身體會隨著年齡增長而出現各種情況，除了已知後天性免疫（對罹患過的傳染病獲得抵抗力）功能會降低之外，也容易罹患免疫性疾病，全身內臟器官也容易持續慢性發炎，這些症狀總稱為「免疫衰老」

（immunosenescence）。研究人員並指出，慢性發炎會提高罹患各種疾病的風險。

透過此研究可知，生理時鐘紊亂會引起免疫功能老化及內臟器官慢性發炎，亦有罹患各種疾病的危險。然而，兩者的關聯仍無法得知，研究團隊今後將繼續致力於解析這些課題。

生理時鐘嚴重紊亂，已對小鼠的健康造成影響

A組小鼠生活在每12小時進行明暗交替的環境中，其生理時鐘並未紊亂。B組小鼠生活在每7天便晚8小時進行明暗交替的環境中，其生理時鐘亦未紊亂，對其壽命亦無任何影響。另一方面，C組小鼠生活在每4天便提早8小時進行明暗交替的環境中，其生理時鐘產生紊亂，且壽命減短，甚至發生免疫衰老及肝臟慢性發炎等症狀。

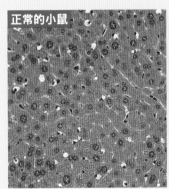
正常的小鼠

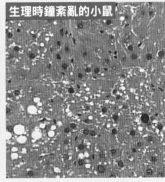
生理時鐘紊亂的小鼠

若生理時鐘紊亂，肝臟會產生脂肪肝炎

小鼠在其生理時鐘無法適應的明暗週期生活 2 年後，用顯微鏡觀察其肝臟（右圖，C組），和在同樣期間生活規律的小鼠之肝臟（左圖，A組）相比，可以明顯看見由脂肪油滴引起的慢性發炎（稱為脂肪肝炎）。右圖中的白色小點就是脂肪油滴。

配合睡眠週期
既容易入睡
也能順利清醒
若於淺眠時醒來便能神清氣爽

相信每個人都希望能睡得舒適，醒來後又神清氣爽。接下來就一起看看要怎麼做吧！

舒適的睡眠、清醒都和睡眠週期（第10～11頁）息息相關。在NREM中，第1、第2階段屬於淺眠期。第3階段為更深度的睡眠，肩負著讓大腦和身體休息的重責大任。剛開始的NREM中，第3階段的時間較長，但在第2個循環後其比例將逐漸減少。因此，在最初的NREM中充分

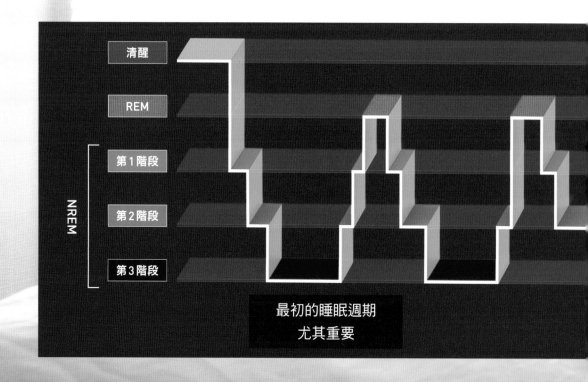

清醒

REM

NREM
第1階段

第2階段

第3階段

最初的睡眠週期
尤其重要

獲得睡眠，可說是舒適睡眠的必要條件。除此之外，在睡眠後半接近清醒狀態的REM對舒適睡眠也很重要，所以當然必須讓睡眠週期充分地持續循環。

若在NREM的第3階段中醒來會感到不適，反之，若是在REM，或是NREM的第1、第2階段中醒來的話就會感到舒暢。

近年來，自動判斷睡眠週期並在適當時機啟動鬧鐘的手機應用程式及電子產品已經上市，但若不是測量腦波的產品，仍然比較適合當作簡易版本參考。

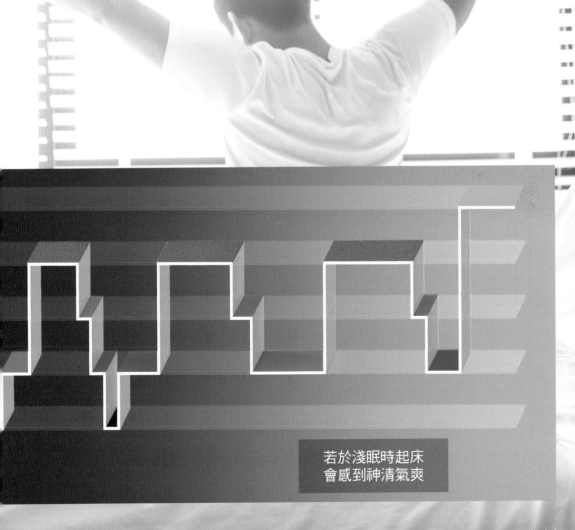

若於淺眠時起床
會感到神清氣爽

獲得舒適睡眠的重點方法

利用「睡眠日誌」掌握自己的睡眠節奏

首先記錄2週
睡眠日誌

所謂睡眠負債,是指「數天至數週以上,未充分獲取必要睡眠時數之狀態」。那麼,必要的睡眠時數具體來說是幾個小時呢?一般認為1天的睡眠大約需要7個小時左右,但實際因人而異。

因此,想要知道自己是否承擔睡眠負債,必須先知道「自己的必要睡眠時數」。但並非依靠「自己大概需要睡7個小時」的感覺,透過實際記錄才是更重要的。因此,睡眠領域專家

	正午	下午2時	下午4時	晚間6時	晚間8時	晚間10時	深夜0時	凌晨2時	凌晨4時	早上6時	早上8時	早上10時	正午	備註
月 日(週一)														
月 日(週二)														
月 日(週三)														
月 日(週四)														
月 日(週五)														
月 日(週六)														
月 日(週日)														
月 日(週一)														
月 日(週二)														
月 日(週三)														
月 日(週四)														
月 日(週五)														
月 日(週六)														
月 日(週日)														

推薦的方法就是「睡眠日誌」。

首先，試著記錄自己2週的睡眠日誌，然後比較平日和假日的睡眠時間差異。

如果假日比平日多睡超過2個小時的話，那就表示自己已經處於睡眠負債的狀態。多數的現代人都想靠著假日久睡，來消除平日因睡眠不足而累積的睡眠負債。此狀態被稱為「社交時差」（social jet lag），是睡眠負債典型的例子。

若平日和假日的睡眠時數幾乎沒有差異，就表示那是自己必要的睡眠時數。而想更準確地驗證的話，可以先決定在1～2週期間「每天睡7小時」，若覺得不想再睡的話，7小時便是自己的必要睡眠時數。

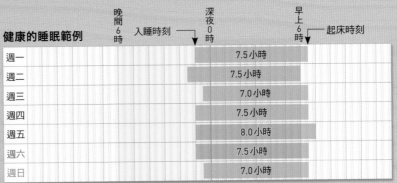

健康的睡眠範例

	晚間6時	入睡時刻→	深夜0時		早上6時	起床時刻
週一			7.5小時			
週二			7.5小時			
週三			7.0小時			
週四			7.5小時			
週五			8.0小時			
週六			7.5小時			
週日			7.0小時			

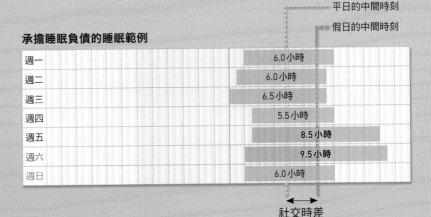

承擔睡眠負債的睡眠範例

平日的中間時刻
假日的中間時刻

週一	6.0小時
週二	6.0小時
週三	6.5小時
週四	5.5小時
週五	8.5小時
週六	9.5小時
週日	6.0小時

社交時差

記錄自己睡眠的「睡眠日誌」

左圖為記錄2週睡眠時數的「睡眠日誌」。如右上圖所示，將當天入睡至隔天起床為止的睡眠時數，用筆將其塗滿。即使難以睡著或中途醒來，也要把時間記錄下來。關於睡眠品質方面，是否睡得安穩，或起床後是否神清氣爽，也都可以留下備註。另外，也可使用手機應用程式記錄睡眠狀況。

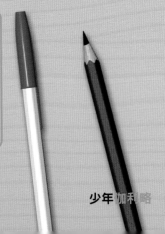

整齊的寢室環境也是獲得舒適睡眠的祕訣之一

注意亮光、聲音、溫度及濕度，以提高睡眠品質

如果想要打造不擾亂入睡，並能提高睡眠品質的理想寢室環境，保持室內昏暗寧靜，並維持適當的溫度和濕度是相當重要的。

亮光會影響入睡，並刺激睡眠途中的人清醒，對睡眠會帶來不良影響。然而，也有在全暗環境中感到不安而無法入睡的情況，就寢時將燈光調整至最小亮度即可。另一方面，起床後接受日間陽光照射，能重置生理時鐘，並有助於設定正常睡眠節奏。

聲音同樣也會給予刺激影響入睡，特別是人聲具有強大的清醒作用。但若聆聽音樂或特定某種聲音較易入睡時，可活用定時裝置，在入睡後保持室內環境寧靜較佳。

太熱、太冷，或濕度太高的環境，都是舒適睡眠的敵人。夜晚就寢時，可開啟空調，維持適當的溫度和濕度為佳。

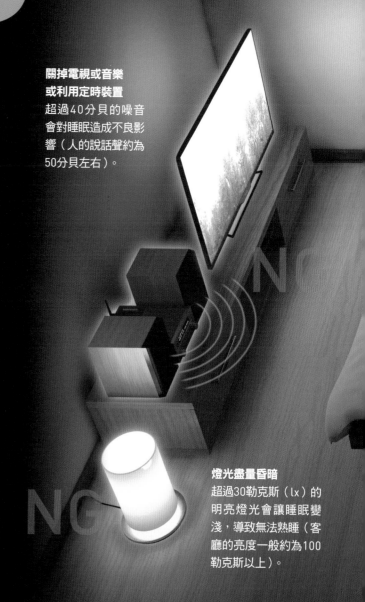

關掉電視或音樂或利用定時裝置
超過40分貝的噪音會對睡眠造成不良影響（人的說話聲約為50分貝左右）。

燈光盡量昏暗
超過30勒克斯（lx）的明亮燈光會讓睡眠變淺，導致無法熟睡（客廳的亮度一般約為100勒克斯以上）。

Good

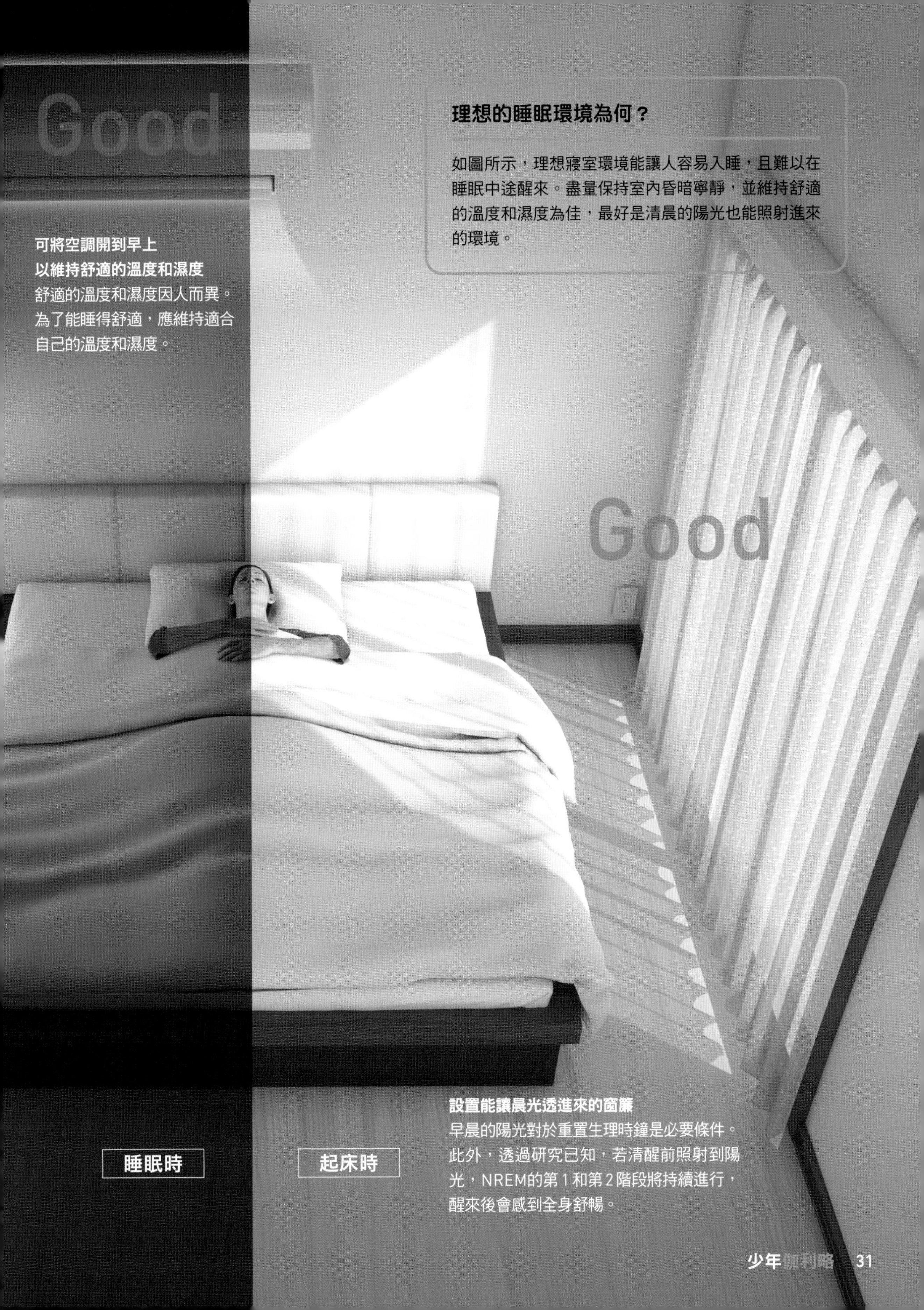

**可將空調開到早上
以維持舒適的溫度和濕度**
舒適的溫度和濕度因人而異。
為了能睡得舒適，應維持適合
自己的溫度和濕度。

理想的睡眠環境為何？

如圖所示，理想寢室環境能讓人容易入睡，且難以在
睡眠中途醒來。盡量保持室內昏暗寧靜，並維持舒適
的溫度和濕度為佳，最好是清晨的陽光也能照射進來
的環境。

Good

設置能讓晨光透進來的窗簾
早晨的陽光對於重置生理時鐘是必要條件。
此外，透過研究已知，若清醒前照射到陽
光，NREM的第1和第2階段將持續進行，
醒來後會感到全身舒暢。

睡眠時　　　起床時

改掉在睡前泡熱水澡的習慣

睡覺前若要泡澡以溫水為佳

舒適的室內溫度對睡眠是相當重要的一環，也就是說體溫和睡眠的關係亦無法忽視。

主要在直腸測量的「核心體溫」（core body temperature），比在皮膚測量的「皮膚溫度」（skin temperature）高約3～5度左右。此核心體溫和生理時鐘的清醒程度相互連動，在晚上9點達到最高峰後開始下降（右圖中的粉紅色曲線）。並且在入睡前後繼續下降，於睡眠中降到最低溫。

然而，皮膚溫度與之相反，入睡前後會漸漸上升（橘色曲線）。由於在入睡前後，熱能會從體內中心往皮膚釋放，核心和皮膚的溫差就會變小。但只有核心體溫下降並不代表就能入睡，也有研究顯示，手腳等末梢部分變暖後發生散熱現象，才是入睡的重要因素。

假設若在睡覺前泡熱水澡，核心體溫下降緩慢可能會導致難以入睡。因此較好的方式是在就寢前2個小時左右先洗完澡，若接近就寢時間則宜泡溫水澡。

睡眠與體溫的關係

粉紅色表示核心體溫，橘色表示皮膚溫度。核心體溫是指在大腦和內臟等部位的體溫，比皮膚溫度高3～5度。兩種體溫差距變小，並同時往體外釋放熱能的現象，都是入睡前後的特徵。

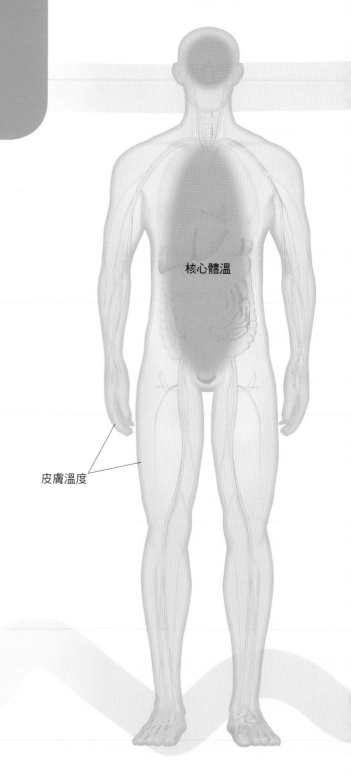

核心體溫

皮膚溫度

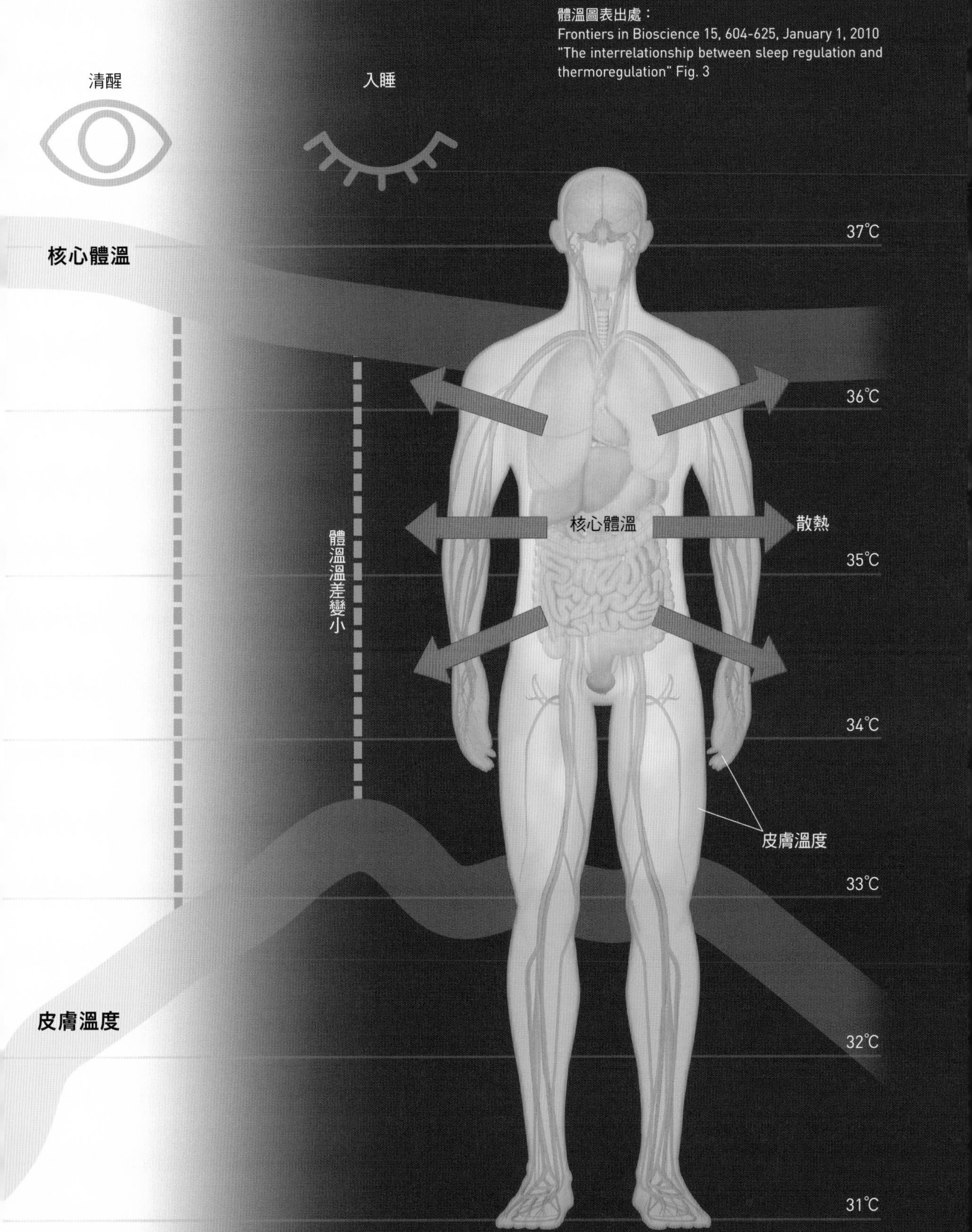

清醒　　　　　　入睡

體溫圖表出處：
Frontiers in Bioscience 15, 604-625, January 1, 2010
"The interrelationship between sleep regulation and thermoregulation" Fig. 3

核心體溫

37℃

體溫溫差變小

36℃

核心體溫　　　　散熱

35℃

34℃

皮膚溫度

33℃

皮膚溫度

32℃

31℃

用理想的方式小睡片刻

適當的小睡時間可讓睡意煙消雲散

因 長時間開車而感到睏倦時，不要勉強繼續，小睡休息一下會比較好。事實上，有不少人只靠15分鐘小睡就曾感到精神抖擻吧！明明沒有好好地睡上一覺，為什麼就能消除睡意呢？

入睡後首先會進入NREM的第1階段，接著才會來到第2階段（第10～11頁）。此第2階段是小睡當中最重要的睡眠，因為在這個階段，睡意會消退至某種程度。當在捷運上打瞌

隨時隨地都能快速入睡是承擔著睡眠負債的警訊

研究指出，一般擁有充足睡眠的人，從上床到入睡的所需時間約為15分鐘。在小睡休息或午睡如果在8分鐘以內睡著，那就表示已承擔著睡眠負債。因此「隨時隨地都能快速入睡」，並不是件可以自豪的事情。

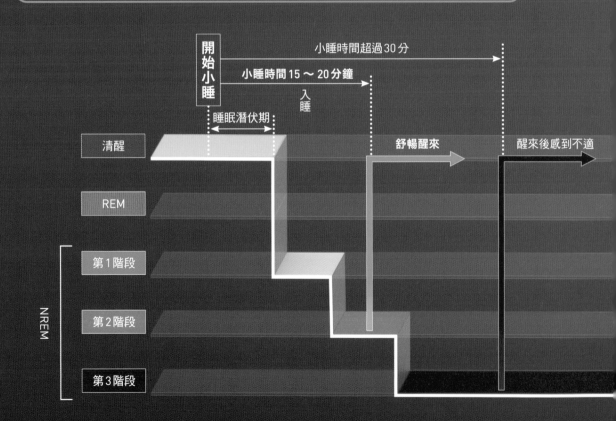

睡，進入第2階段後，由於保持姿勢的肌肉會鬆弛下來，因此頸部才會突然放鬆往前倒而讓人驚醒。小睡時最好能盡量躺著，若是趴在桌上休息，可以利用枕頭穩定支撐頸部。

　　研究指出，最佳的小睡時間是15～20分鐘左右。因為這剛好是在第2階段醒來的睡眠長度，能讓人神清氣爽地甦醒。入睡超過30分鐘後，便會進入第3階段的深度睡眠。若在這階段醒來，有可能會感到不適，想要睡得更久，甚至還會覺得更加疲憊。

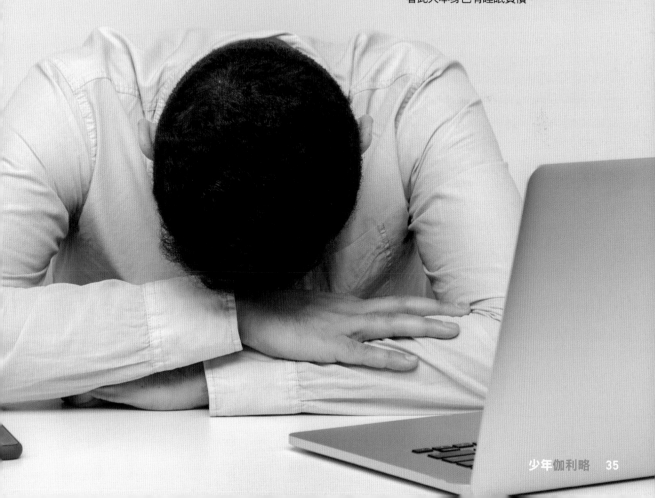

日本部分企業推薦員工進行15至20分鐘左右的小睡或午睡，一般稱之為「power nap」（充電小睡，由power up和nap組成）。然而，若必須小睡休息，大多代表著此人本身已有睡眠負債。

夜晚讓雙眼受到強光照射絕對NG

夜晚的亮光會打亂睡眠節奏

智慧型手機的光線

雙眼在夜晚接收到的明亮光線，有可能會打亂生理時鐘，並干擾到睡眠。

生理時鐘存在於人的全身細胞當中，而負責控制的中央時鐘（master clock）則位於大腦中名為視交叉上核（suprachiasmatic nucleus）的部位。中央時鐘的指針會藉由早晨強烈光線的照射而重置。然而，若在深夜接收到強光，則時鐘的指針將會倒轉1～2個小時左右。

通常到了夜晚，因生理時鐘的運作，有一種名為「褪黑激素」（melatonin）的激素會從大腦釋放到全身，一般認為褪黑激素的增加有助於入睡。然而，若生理時鐘的指針倒轉，褪黑激素釋放的時間也會跟著變晚。再者，光線本身也具有抑制褪黑激素分泌的作用。這些因素都會讓人變得難以入睡。

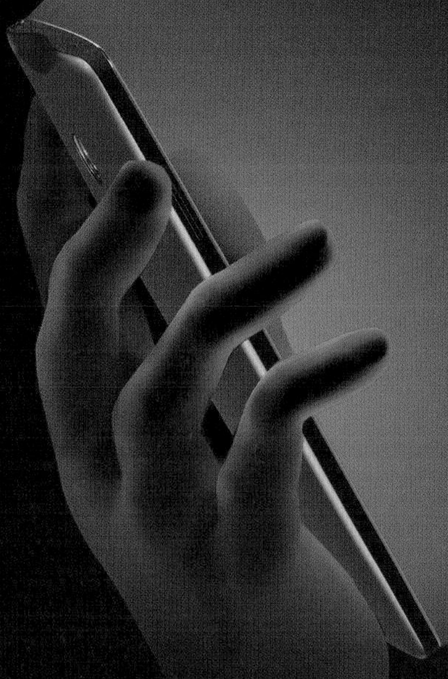

「藍光」會造成生理時鐘往後延遲

如圖所示，如果雙眼在夜晚受到智慧型手機的光線或房間燈光等含有的藍光照射，生理時鐘的指針將會倒轉。部分的視網膜神經節細胞具有感應藍光的作用，將此訊號傳達至視交叉上核後，會造成生理時鐘的中央時鐘指針往回倒轉1～2個小時。

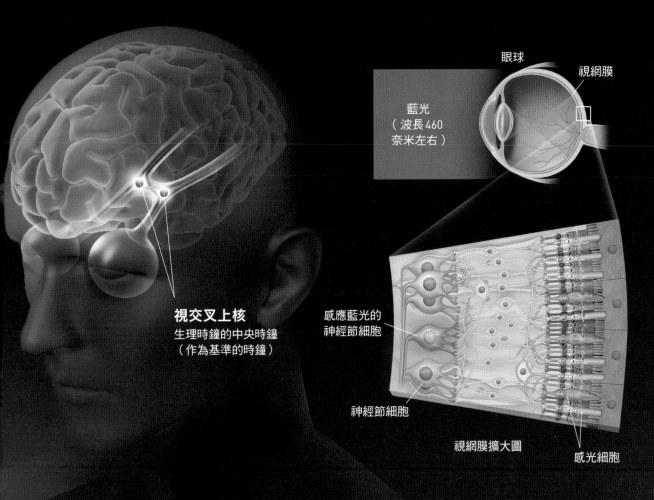

眼球

視網膜

藍光
（波長460
奈米左右）

視交叉上核
生理時鐘的中央時鐘
（作為基準的時鐘）

感應藍光的
神經節細胞

神經節細胞

視網膜擴大圖

感光細胞

亮光控制生理時鐘

生理時鐘的週期（約24小時）因人而異，有人
比24小時短，也有人比24小時長。使生理時鐘
和地球自轉產生的日夜循環同步化之機制，就是
「透過光線使生理時鐘重置」。

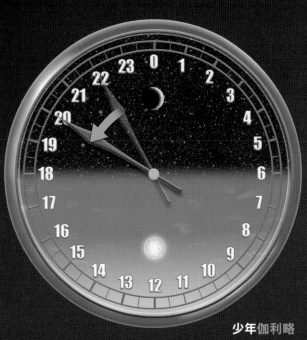

熬夜及值夜班
會打亂睡眠週期
1次的熬夜有可能成為
長期承擔睡眠負債的原因

如果熬夜，將有損大腦的日常表現。各種實驗皆證實，越削減睡眠時間，出錯的機率將會和削減的時數成正比，也會使判斷力受損。也有研究報告指出，通宵熬夜後的腦部機能，會下降到和酒醉幾乎相同。考試前一晚的「臨時抱佛腳」，也由於沒有透過睡眠整理、定著記憶，其學習效率往往不高。

在熬夜期間，睡意並不會消退，反而會持續累積。然而，生理時鐘產生

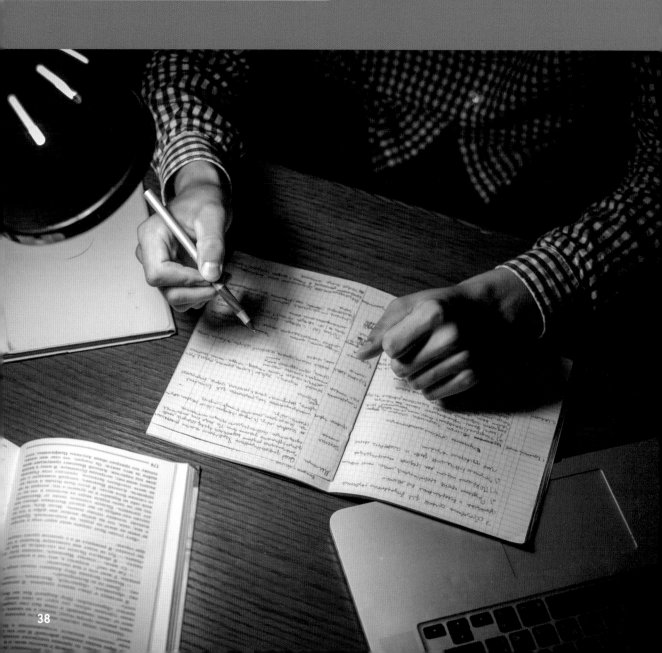

的清醒信號波，不論是否處於睡眠狀態都會有增有減。即使一夜沒睡，到了早上清醒信號還是會因生理時鐘的運作而增強，反而還覺得精神出奇地好。但累積的睡意只能靠睡眠才能消除。1次的熬夜，除了會大幅打亂第二天以後的睡眠習慣之外，也有可能成為導致長期承擔睡眠負債的原因。

此外，夜班或輪班也被指出和文明病的發生風險有所關聯。近年來透過多數研究已知，特別是對長期上夜班的人來說，會提高引發乳癌或前列腺癌的風險。

熬夜後精神變好的「通宵熬夜的清醒機制」

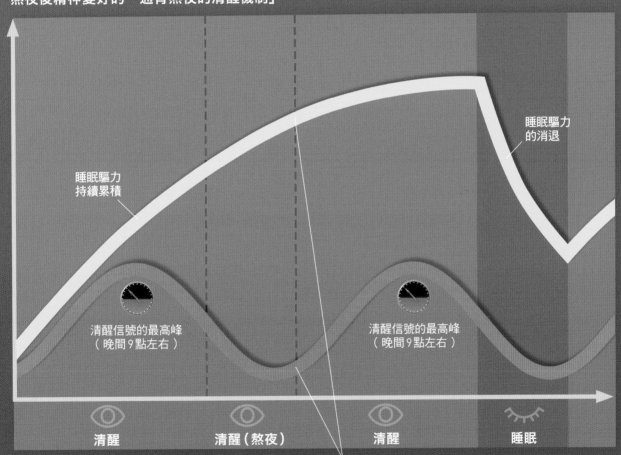

睡眠驅力持續累積

睡眠驅力的消退

清醒信號的最高峰（晚間9點左右）

清醒信號的最高峰（晚間9點左右）

清醒　　　清醒（熬夜）　　　清醒　　　睡眠

雖然有大量睡意，但清醒信號也開始傳遞，因此精神開始變好。

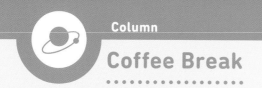

睡眠也會影響
運動選手的表現

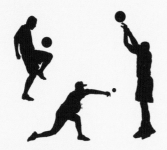

睡眠充足時,身心自然舒暢健康,活躍於體育界的運動員們也是如此。並且有多數調查報告的結果指出,持續良好的睡眠習慣,將能創造出更優秀的成績。

在美國以11名大學籃球運動員為對象,進行了讓他們獲得充足睡眠的實驗。最初的2～4週過著和平常一樣的生活,之後的5～7週則是盡量久睡。結果,睡眠時數平均多了110

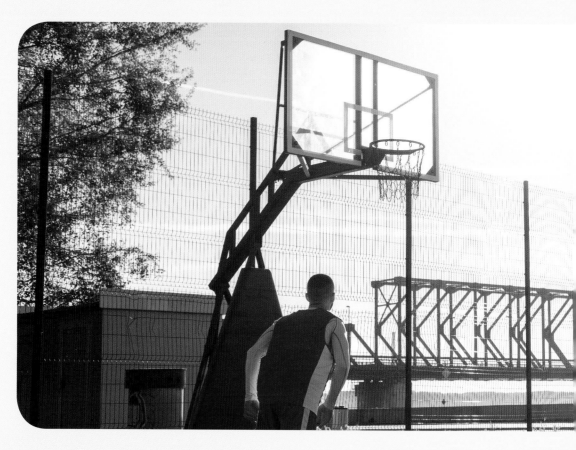

分鐘左右。

　　在實驗前後皆進行了體能測試，並且針對心理狀態進行問卷調查。發現跑步時間平均約快了0.7秒，射籃（罰球）10次的命中率從7.9次增加至8.8次。

　　根據問卷調查，選手們除了充滿鬥志之外，倦怠感降低、憤怒等負面情緒也逐漸減少。此外，不論在練習或比賽中，自身感受到的成就感也隨著提高。

　　如上述實驗，充足睡眠帶給運動員的正面效果，不論是哪種運動項目都應該相同。某位進行過相關調查的研究人員指出，了解自己所需的睡眠時間，並且有充足的睡眠，就能提升運動表現！

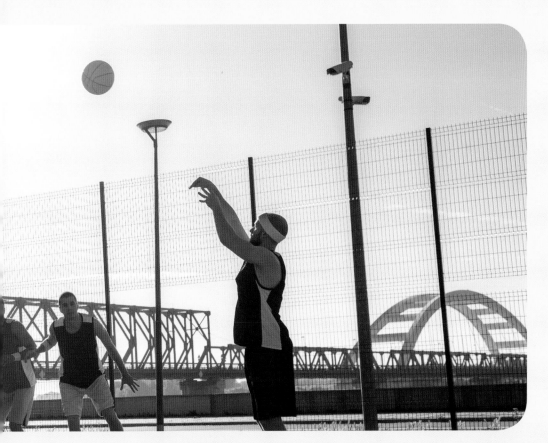

參考資料：Mah CD; Mah KE; Kezirian EJ; Dement WC. The effects of sleep extension on the athletic performance of collegiate basketball players. SLEEP 2011.

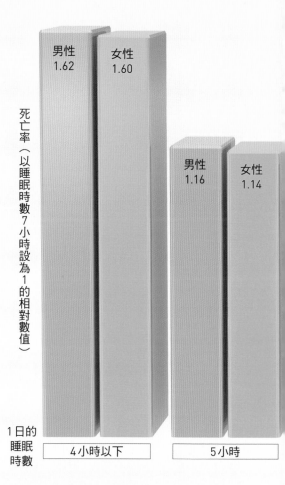

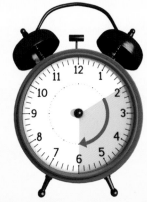

睡眠時間與死亡率息息相關

除了睡眠不足，長時間睡眠的死亡率也較高

有個研究方法曾針對生活與健康方面進行大規模問卷調查，並在數年和數十年後調查其中有幾人死亡，死亡理由不拘。意外的是，從問卷調查結果得知，不只是睡眠不足的人，連長時間睡眠的人其死亡率也較高。

從日本於1988年～1999年進行的調查中可知，死亡率最低的是平日晚間睡眠時數為7小時的人，不論是比7小時更短或更長的人，其死亡率皆增加了（如圖）。

研究人員認為，長期睡眠時數偏短的人其實承擔著「睡眠負債」。若以醫學用語說明積存睡眠負債的狀態，就是「行為引發睡眠不足症候群」（behaviorally- induced insufficient sleep syndrome，BISS）。此非單純的「睡眠不足」，而是屬於一種睡眠障礙。此外，承擔睡眠負債者有可能對身心健康帶來肥胖、高血壓或糖尿病等各種不良影響。

另一方面，長時間睡眠的人之死亡率高的原因，與其說是長時間睡眠帶來惡劣影響，反倒有可能是當事者因罹患某種疾病而不得不久睡。

男性 1.62
女性 1.60
男性 1.16
女性 1.14

死亡率（以睡眠時數7小時設為1的相對數值）

1日的睡眠時數

4小時以下

5小時

睡眠時間和死亡率的關係

圖中所示為平均睡眠時數（未滿30分鐘直接捨去，30分鐘以上直接進位）和死亡率的關係。和睡 7 個小時的人相比，睡眠時間越短的人和睡眠時間越長的人，其死亡率都同樣變高。世界各國長年以來進行了類似的調查，不論哪個國家皆得到相同結果。

數據出處：
Tamakoshi, Ohno(2004)
"Self-Reported Sleep Duration as a Predictor of All-Cause Mortality: Results from the JACC Study, Japan"

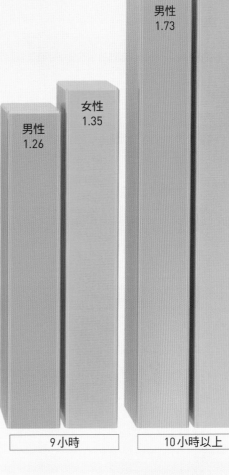

男性
1.73

女性
1.92

女性
1.35

男性
1.26

女性
1.23

男性
1.11

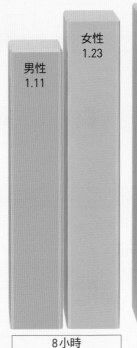

男性
1.09

女性
1.05

男性
1.00

女性
1.00

| 6小時 | 7小時 | 8小時 | 9小時 | 10小時以上 |

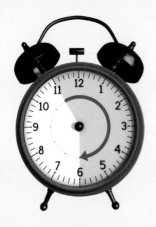

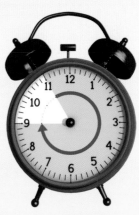

睡眠時間越短的人
越容易發胖？

少睡1小時會增加1公斤！？

睡眠時間越短的人，有越容易發胖的傾向。在世界各地進行的大規模調查中，有多次調查獲得類似的結果，而且不論成人或兒童都有相同傾向。在日本富山縣以1萬名兒童為對象的調查中，和每天睡10個小時以上的兒童相比，只睡少於8個小時的兒童，其肥胖程度高了將近3倍。

世界各地至今發表過許多調查睡眠時間和肥胖的論文，其中有項研究收

睡眠時數少於6個小時的人容易發胖

圖為在美國針對約3000名男女所進行的調查結果。值得注意的是，睡眠時數少於5或6個小時的人，其BMI值明顯高於睡7～8個小時的人。此外，睡9個小時以上的人其BMI值也有所偏高。

BMI：17.3
身長：170cm
體重：50kg
腰圍：67cm
內臟脂肪面積：15.6cm²
皮下脂肪面積：23.3cm²

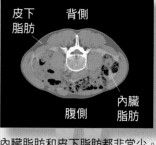

皮下脂肪　背側

腹側　內臟脂肪

內臟脂肪和皮下脂肪都非常少。

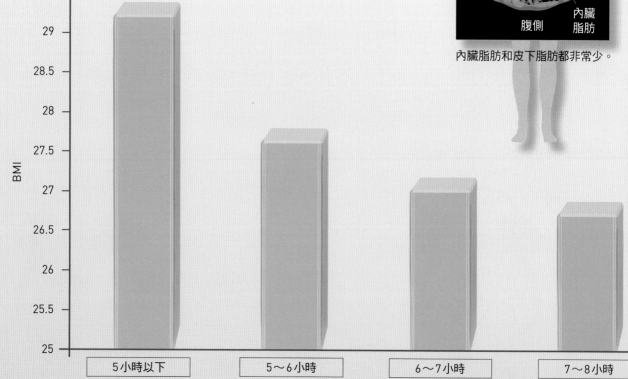

BMI

| 5小時以下 | 5～6小時 | 6～7小時 | 7～8小時 |

1日的睡眠時數

集了這些論文並進行比較，結果得知，不分居住地區、年齡或性別，睡眠時間越短的人仍然有肥胖的傾向。此外，若成人少睡1個小時，其判斷肥胖程度的指標之一BMI（身體質量指數）※數值將上升0.35。BMI值0.35對於身高170公分來說，相當於1公斤。也就是說，從這些大規模調查中可知，在身高同樣是170公分的人當中，睡6個小時的人，體重會比睡7個小時的人重約1公斤。

※：BMI是「體重」除以「身高」（以公尺為單位）平方的數值。在臺灣，BMI值若大於24則屬於肥胖（美國為30以上）。

BMI：22.1
身長：170cm
體重：64kg
腰圍：78cm
內臟脂肪面積：65.5cm²
皮下脂肪面積：63.6cm²

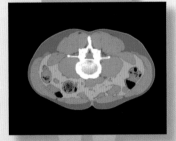

存在一定分量的內臟脂肪和皮下脂肪。

BMI：26.3
身長：170cm
體重：76kg
腰圍：85cm
內臟脂肪面積：147.1cm²
皮下脂肪面積：134.5cm²

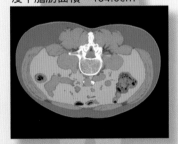

內臟脂肪和皮下脂肪都相當多。

BMI：31.8
身長：170cm
體重：92kg
腰圍：109cm
內臟脂肪面積：238.1cm²
皮下脂肪面積：240.9cm²

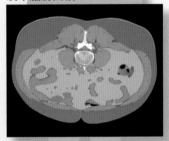

腹部幾乎擠滿脂肪。

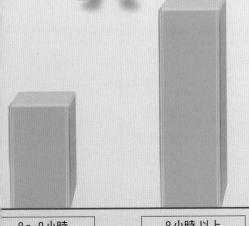

8～9小時　　　　9小時 以上

BMI值與腹部剖面圖（上圖）

依照每個BMI值所顯示的腹部剖面圖（電腦斷層掃描，CT圖像）。每個人的身高皆為170公分，所有的數字是真實數據。圖像中橘色部分為累積在內臟周圍的脂肪（內臟脂肪），水藍色部分則為累積在皮膚下方的脂肪（皮下脂肪）。內臟脂肪分量不正常會對健康有嚴重不良影響。

CT圖像及脂肪測量由GLOME MANAGEMENT, Inc. 醫療事業部的善積透先生提供。

圖表出處：Singh M; Drake CL; Roehrs T et al. The Association between obesity and short sleep duration: a population-based study. J Clin Sleep Med 2005;1(4):357-363.

睡眠不足將導致激素分泌失調

睡眠不足的小鼠會想吃甜食和油炸物

到底是睡眠不足導致肥胖，還是肥胖的人容易睡眠不足？只靠大規模的問卷調查，並無法得知睡眠不足與肥胖的因果關係。假設是睡眠不足導致肥胖，有可能是以下的兩種原因。

第一種是和食慾有關的激素變化。當人睡眠不足時，促進食慾的激素（如飢餓肽，ghrelin）分泌量將會增加，反之抑制食慾的激素（如瘦素，leptin）分泌量將會減少（如圖），由結果可知睡眠不足可能會導致食量增加[※]。此外也有實驗報告指出，睡眠不足的小鼠會想吃甜食和油炸物。

還有一種原因是運動不足。人如果睡眠不足，即使白天也會睏倦，甚至覺得更加疲憊。最後也因此不再運動，進而導致肥胖。

※：關於睡眠不足導致肥胖的原因是否能用瘦素和飢餓肽來說明，目前專家學者仍持續探討爭議中。

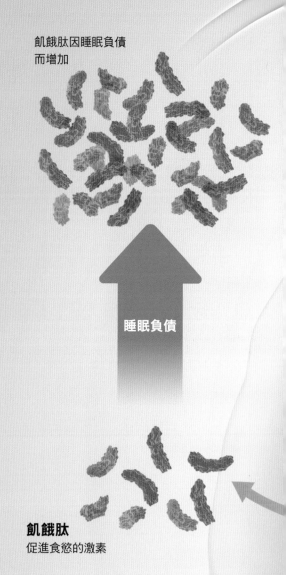

飢餓肽因睡眠負債
而增加

睡眠負債

飢餓肽
促進食慾的激素

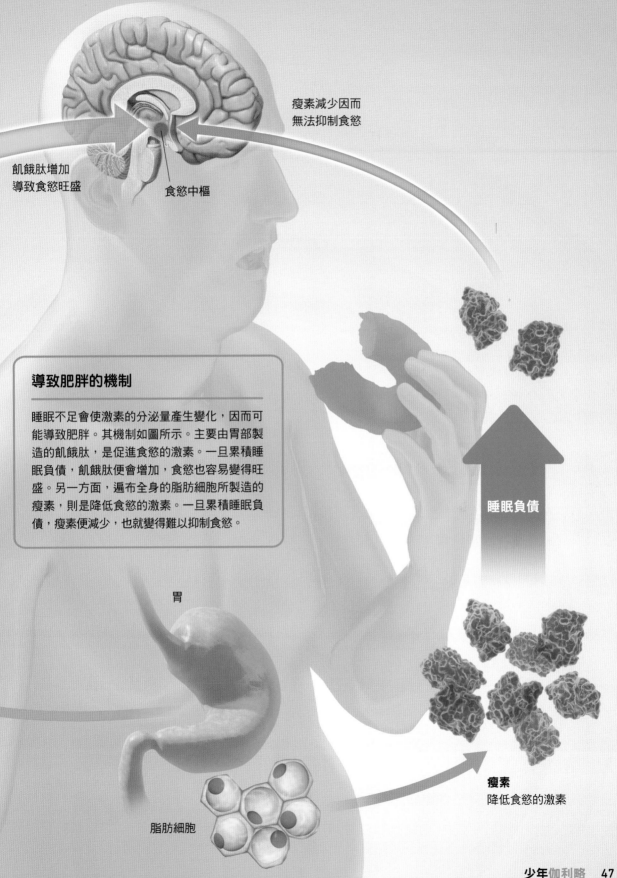

瘦素減少因而
無法抑制食慾

飢餓肽增加
導致食慾旺盛

食慾中樞

睡眠負債

導致肥胖的機制

睡眠不足會使激素的分泌量產生變化，因而可
能導致肥胖。其機制如圖所示。主要由胃部製
造的飢餓肽，是促進食慾的激素。一旦累積睡
眠負債，飢餓肽便會增加，食慾也容易變得旺
盛。另一方面，遍布全身的脂肪細胞所製造的
瘦素，則是降低食慾的激素。一旦累積睡眠負
債，瘦素便減少，也就變得難以抑制食慾。

胃

脂肪細胞

瘦素
降低食慾的激素

睡眠時間過短
也會增加
罹患失智症的風險

大腦在睡眠中會排出老舊廢物

研究報告指出，睡眠時間越短的人，引發失智症的風險就越高。失智症當中最常見的是「阿茲海默症」（Alzheimer's disease），其特徵是名為「乙型類澱粉蛋白」（amyloid-β proteins）的蛋白質廢物在腦內異常累積，大腦的神經細胞因此遭到破壞，造成記憶和思考發生問題。

人體內所產生的廢物，透過淋巴和血液系統被運送至肝臟和腎臟，在進行分解後排出體外。而最新的研究顯示，腦內的廢物會被名為「腦脊髓液」（cerebrospinal fluid）的體液「清洗」乾淨（右圖）。

而根據最新的研究成果表示，人在睡眠時，腦脊髓液的清洗作用，會比清醒時活動更加旺盛。若此說正確，那麼睡眠時數短的人有可能因為腦內的廢物無法充分被排出而累積於腦內，導致容易罹患阿茲海默症等腦部疾病。

清洗腦內廢物的機制

乙型類澱粉蛋白被腦清洗排出的過程如圖所示。腦脊髓液沿著動脈周圍進入腦內並分泌。腦脊髓液在腦內擴散後，會將乙型類澱粉蛋白沖走，最後沿著靜脈周圍一起往外流出。

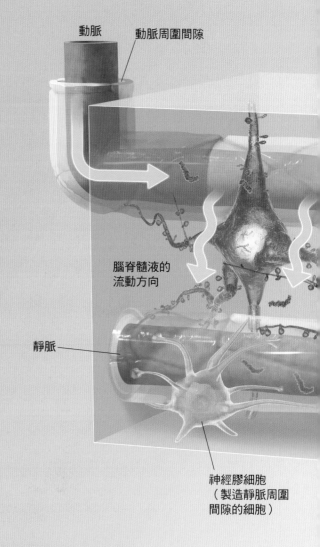

動脈

動脈周圍間隙

腦脊髓液的流動方向

靜脈

神經膠細胞
（製造靜脈周圍間隙的細胞）

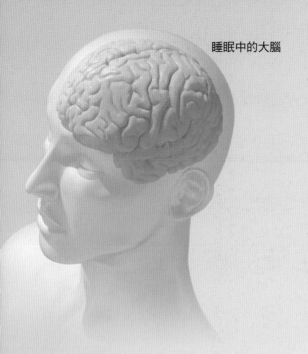

睡眠中的大腦

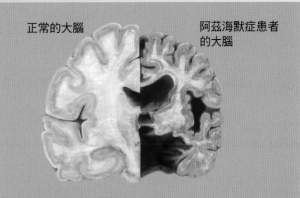

正常的大腦　　　阿茲海默症患者
　　　　　　　　的大腦

什麼是阿茲海默症？

阿茲海默症一旦惡化，將造成神經細胞消滅，引起大
腦萎縮。在阿茲海默症患者的大腦中會發現被稱為
「老年斑」（senile plaques）的物質，是由乙型類澱
粉蛋白大量堆積而成的。

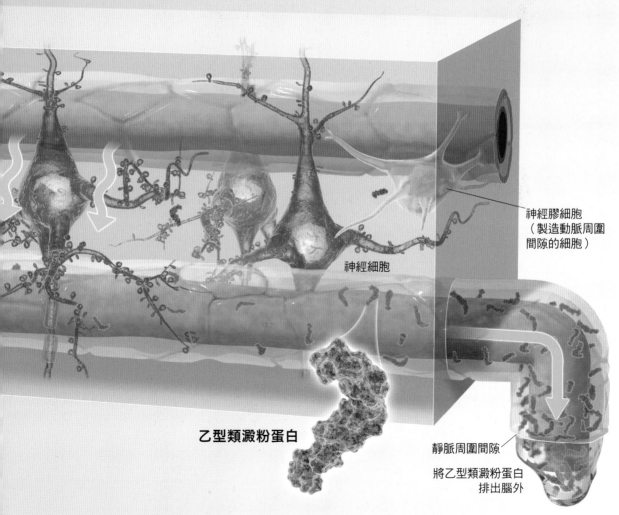

神經膠細胞
（製造動脈周圍
間隙的細胞）

神經細胞

乙型類澱粉蛋白

靜脈周圍間隙

將乙型類澱粉蛋白
排出腦外

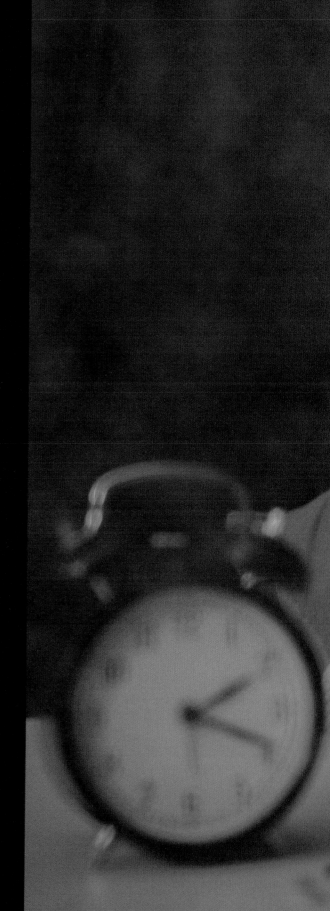

想睡但睡不著的「失眠症」

高齡者的失眠症多源自於「先入為主的想法」

相信許多人一定有過想睡卻睡不著，或是半夜醒來而無法獲得充足睡眠的經驗。若沒有足夠的睡眠時數和良好的睡眠品質，白天會覺得疲勞，進而可能影響工作表現。這樣的睡眠障礙就是「失眠症」。

而有一種狀態雖然以客觀方式顯示自己睡眠充足，卻仍主觀地感受到「睡眠不足」，稱之為「睡眠狀態錯覺」（sleep state misperception，SSM），由於此原因而造成失眠的人不在少數。

高齡者有時會因年齡增加，夜晚變得難以持續睡眠。然而若是先入為主地認為「一定要睡得和年輕時一樣久」，有可能導致自身感覺睡眠不足，進而認定自己失眠。

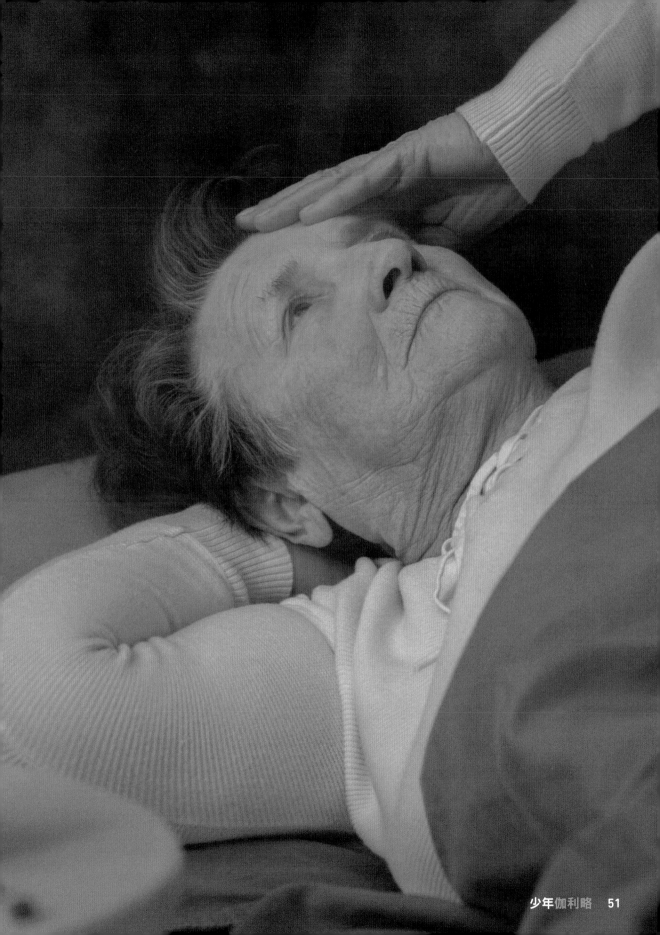

失眠症的種類及其原因

嚴重的失眠
應盡快向專科醫師諮詢

失眠症是怎麼引起的？在名為「3P模式」的假說中，有三個因素會導致失眠。

第一個是影響失眠發作難易程度的「前置因子」（predisposing factor），像是年齡、性別或個性等。例如，一般認為個性焦慮的人容易失眠；女性比男性更有容易罹患失眠的傾向。此外，年紀增長則睡眠時間變短是普遍的情況，但仍有認為自己必須睡得和年輕時一樣久，而引起失眠的事例。

失眠症的主要4種類型

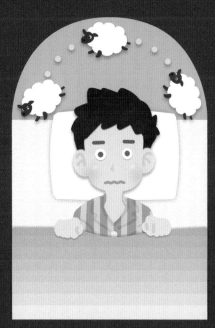

睡眠障礙

此類型的人，即使躺著也難以入睡，並且對此感到痛苦。有煩惱或心事時更容易發生。

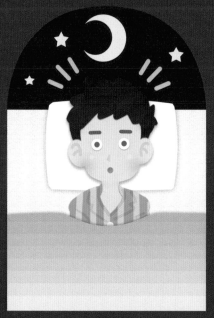

半夜醒來

此類型的人在睡眠途中會多次醒來，且一旦醒來後便難以再次入睡。但特徵是剛開始皆能順利入睡，在高齡者當中屬於較常見的類型。

第二個是導致擁有前置因子特質而失眠的「誘發因子」（precipitating factor）。例如，因發生災害、自己或家人生病等原因所產生的壓力，會成為引發失眠的導火線。在此階段的失眠屬於暫時性，其特徵為大多數的人在經過數日至數週後便會自然痊癒。

第三個是使失眠更加惡化的「持續因子」（perpetuating factor）。例如，若持續長時間的午睡或攝取大量咖啡因等「不良習慣」，將會使失眠症狀長期化及慢性化。此外，若長時間躺在床上卻毫無睡意，也有可能因為擔心「為什麼睡不著」而導致更加難以入睡。因此，若你正在為自身嚴重失眠的症狀煩惱，不要自己嘗試解決，應該盡快向專科醫師尋求協助。

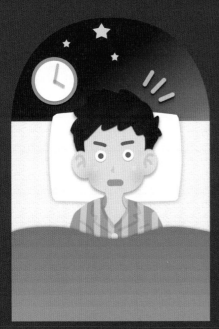

過早醒來

此類型的人會比預定時間更早醒來，且醒來後難以入睡。在高齡者當中屬於較常見的類型。

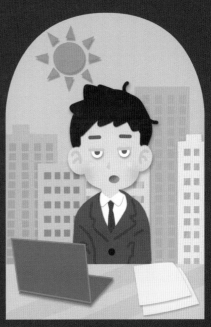

長期淺眠

此類型的人雖然睡眠時數充足，但卻沒有熟睡的感覺。這是由於在睡眠時幾乎處於淺眠狀態，並有長時間做夢的傾向。

造成「打鼾」的原因為何？

若呼吸道變窄，就會導致打鼾

若在舒適安靜的狀態下入睡，從鼻子或嘴巴吸進的空氣，會和醒著時一樣順利地進入肺部。另一方面，在呼吸道（空氣前往肺部的通道）中位於喉嚨附近的部分（上呼吸道）變窄而使空氣在流動時產生阻力，導致喉嚨周圍震動，發出吵雜的聲音。這就是所謂的「鼾聲」。

呼吸道變窄有多個原因。首先，在仰躺入睡時，舌根或軟顎（分隔口腔和鼻腔的「牆壁」中，較靠近喉嚨的

打鼾的機制

正常睡眠時（左）和打鼾、呼吸暫停狀態時（右）的呼吸道剖面圖如圖所示。呼吸道變窄會造成打鼾，若呼吸道阻塞則會引起呼吸停止。

想改善打鼾的情況，可立即嘗試側睡或趴睡，這樣能夠防止舌根等部位下沉。並盡量避免睡前喝酒，這是因為喝酒會使喉嚨的肌肉放鬆，導致呼吸道更容易阻塞。此外，也有體型肥胖的人，只靠減重便改善了打鼾問題。

正常睡眠時

呼吸道內有足夠的寬度，空氣能毫無阻礙地順利通過。

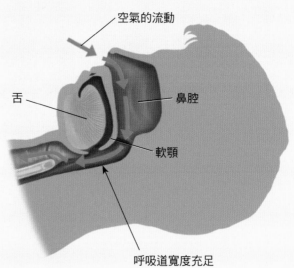

空氣的流動

舌

鼻腔

軟顎

呼吸道寬度充足

柔軟部分）會因重力而往下，使呼吸道變得狹窄。接著在進入睡眠狀態後，由於肌肉放鬆，舌根因此更往下沉。除了以上因素，若因肥胖導致喉嚨內側脂肪變多，也就更容易打鼾。即使是身材纖瘦的人，也有可能因為下顎窄小或凹陷而容易打鼾。

　打鼾現象表示人至少處於還在呼吸的狀態，但如果呼吸道變得更窄，在吸氣時，呼吸將會停止。這種情況最終會引起「睡眠呼吸中止症候群」

（sleep apnea syndrome，詳見第56〜57頁）。

打鼾、呼吸停止時

因受到重力等因素的影響，舌根等部位下沉。當呼吸道變窄，空氣流動時便產生阻力，喉嚨（主要為軟顎部分）便因震動造成打鼾。吸氣時，由於空氣進入肺部，遂使呼吸道壓力下降。此時，若呼吸道完全阻塞，就會發生呼吸停止的情況。

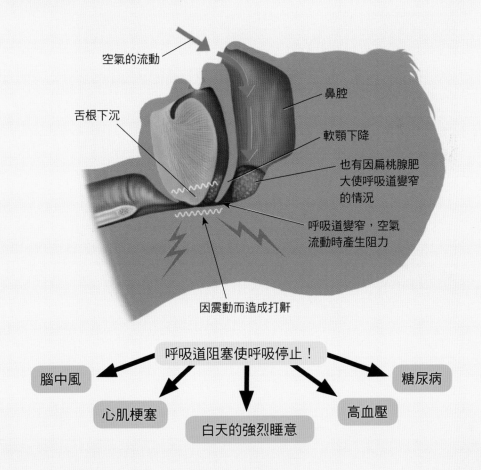

空氣的流動

鼻腔

舌根下沉

軟顎下降

也有因扁桃腺肥大使呼吸道變窄的情況

呼吸道變窄，空氣流動時產生阻力

因震動而造成打鼾

呼吸道阻塞使呼吸停止！

腦中風

心肌梗塞

白天的強烈睡意

高血壓

糖尿病

睡眠負債會提高罹患疾病的風險

容易因輕視而產生危險的「睡眠呼吸中止症候群」
確保空氣流動的通道！

若睡眠時鼾聲大作，並且呼吸常停止超過10秒，那可能是罹患了「睡眠呼吸中止症候群」。接受治療的話情況會大幅改善，但多數人仍未發覺自身症狀。若持續擱置不管，將會招致高血壓或糖尿病等疾病。嚴重的話還會導致心臟疾病，或腦梗塞等腦血管疾病。

罹患睡眠呼吸中止症候群會造成睡眠斷斷續續，屬於深度睡眠的NREM（第3階段）因而減少。睡眠時身體

將空氣送入體內的治療法

睡眠呼吸中止症候群最具代表的治療方法「連續型陽壓呼吸器」（continuous positive airway pressure，CPAP）如圖所示。透過在睡眠時將空氣從鼻部送入體內，能防止舌頭或口腔深處的軟顎阻塞呼吸道。更有研究報告指出，接受此治療方法的患者，比起未接受的人更加長壽。

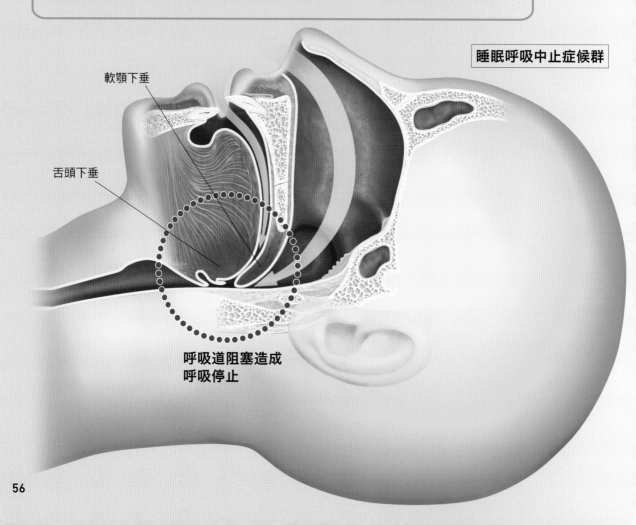

睡眠呼吸中止症候群

軟顎下垂

舌頭下垂

呼吸道阻塞造成
呼吸停止

也不能正常休息，無法充分復原。患者由於無法消除疲勞因此有久睡的傾向，但久睡並不一定代表能使精神充沛。因此即使白天也會感受到強烈的睡意，無法消除倦怠感。

呼吸到底為什麼會停止呢？這是因為空氣流動的「呼吸道」阻塞的緣故。造成呼吸道阻塞的原因五花八門，像是頭部骨骼與舌頭的大小，或頸部周圍脂肪過多都會產生影響，而這也正是睡眠呼吸中止症候群常見於體型肥胖者的原因。

此種睡眠障礙的解決方法，就是讓呼吸道保持暢通無阻。體型肥胖的人只靠減重便可能改善情況。此外，也有在睡眠時從鼻部持續運送空氣的治療方法（如圖）。目前已知此方法能讓患者熟睡，使身體獲得充分休息，進而改善高血壓和糖尿病的症狀。

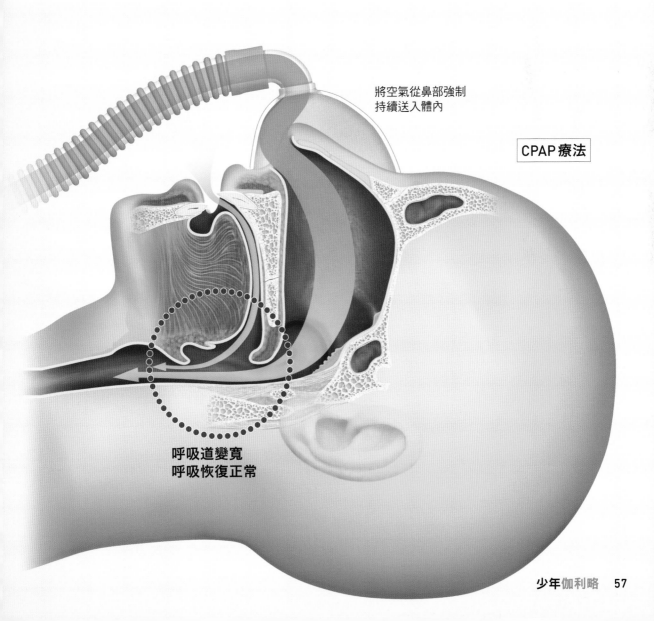

將空氣從鼻部強制
持續送入體內

CPAP 療法

呼吸道變寬
呼吸恢復正常

突然受到睡魔侵襲的疾病「猝睡症」

大腦無法製造維持清醒所需要的腦內物質

擔負切換清醒和睡眠這項重責大任的是腦內物質「食慾激素」（orexin），而在大腦下視丘擁有維持清醒狀態的部位，稱為「清醒中樞」（waking center）。位於清醒中樞的神經細胞，其表面有食慾激素的受體。食慾激素在此結合後，會產生清醒信號，如此一來便可以維持清醒狀態。

如果在與人對話或是開車等場合中，仍會受到強烈睡意侵襲而無法

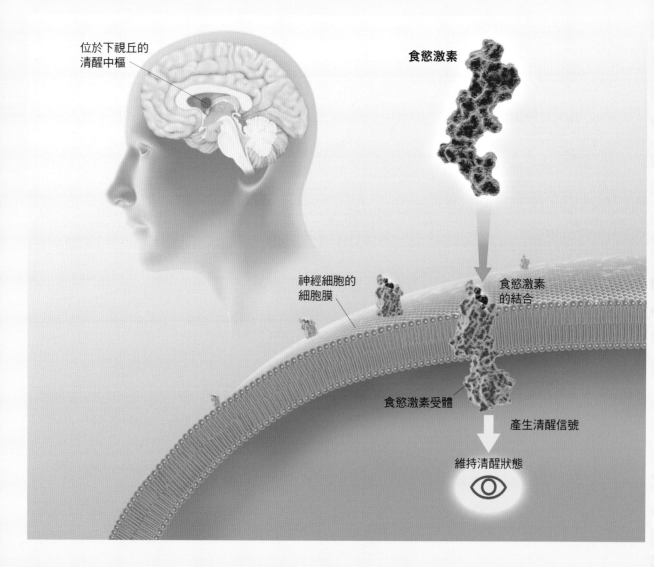

位於下視丘的清醒中樞

食慾激素

神經細胞的細胞膜

食慾激素的結合

食慾激素受體

產生清醒信號

維持清醒狀態

抵擋，而且這種情況在白天多次發生，就代表可能已罹患「猝睡症」（narcolepsy）。

幾乎所有的猝睡症患者，腦內都無法分泌食慾激素。若大腦缺少食慾激素，便無法安定維持清醒狀態，導致無論在任何時間或場所，都有可能引發突如其來的睡意。反之，由於清醒和睡眠狀態頻繁切換，也可能在睡眠途中發生突然醒來的情況。此外，猝睡症的另一特徵是患者在開心或大笑等感情有起伏變化時，容易引發肌肉突然癱軟無力的「猝倒症」（cataplexy）。

目前雖然有藥物能緩和猝睡症的症狀，但仍未發現最根本的治療方法。然而，在2015年開發的新化合物「YNT-185」具有和食慾激素相同的作用，或可作為未來猝睡症的治療藥物而備受期待。

嗜睡症的機制

食慾激素的受體位於神經細胞的表面，兩者要在此結合才能維持清醒狀態，然而，嗜睡症患者的大腦無法分泌食慾激素。「YNT-185」（紫色）能附著在食慾激素受體上，以促進清醒信號產生。

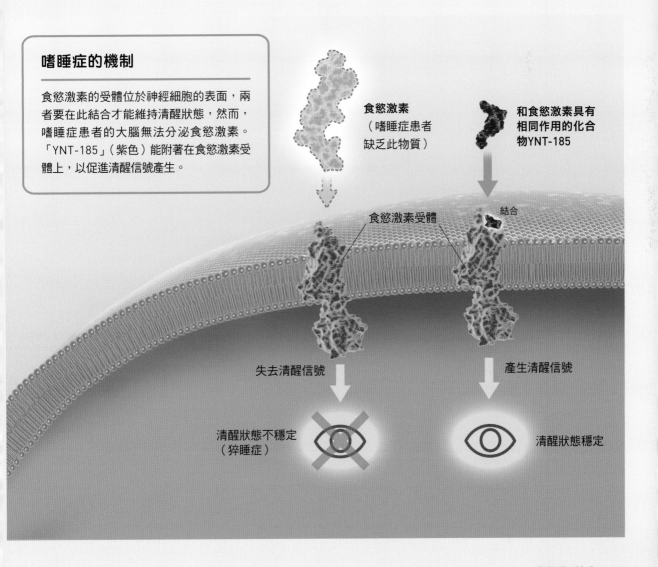

食慾激素
（嗜睡症患者缺乏此物質）

和食慾激素具有相同作用的化合物YNT-185

結合

食慾激素受體

失去清醒信號

產生清醒信號

清醒狀態不穩定
（猝睡症）

清醒狀態穩定

治療失眠症的「安眠藥」是什麼？

現在所使用的安眠藥大致分為三種

目前，用於治療失眠症的安眠藥，大致可分為三種（下表）。

第一種藥物能加強腦內物質「γ-胺基丁酸」（GABA），具有緩和不安及幫助睡眠等作用，包含「苯二氮平類藥物」（benzodiazepine，BZD）及「非苯二氮平類藥物」（non-benzodiazepine，non-BZD）。最常被用於治療睡眠障礙的就是加強GABA作用的安眠藥。

第二種藥物是「褪黑激素受體促效劑」（melatonin receptor agonist），

安眠藥的種類

加強GABA作用的藥物	苯二氮平類安眠藥	例：（ ）內為產品名 Triazolam（Halcion） Etizolam（Depas）
	非苯二氮平類安眠藥	例：（ ）內為產品名 Zolpidem（Myslee） Zopiclone（Amoban）
褪黑激素受體促效劑	Ramelteon（產品名為Rozerem）	
食慾激素受體拮抗劑	Suvorexant（產品名為Belsomra）	

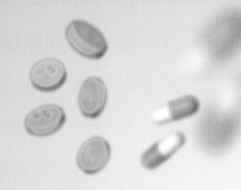

也就是Rozerem（中文商品名：柔速瑞）。日本於2010年開始用於治療失眠，是模仿褪黑激素引發睡意的藥物（第36頁）。

第三種藥物是「食慾激素受體拮抗劑」（orexin receptor antagonist），藥物名為Suvorexant。是透過阻擾食慾激素（第58～59頁）作用進而引發睡意的安眠藥。

除此之外，以往也曾經使用過名為「巴比妥酸鹽類」（barbiturate）和「非巴比妥酸鹽類」的安眠藥。但由於副作用強，若停止服用會引發癲癇等激烈的戒斷症狀，因此目前基本上已不作為安眠藥使用。

而使用的藥物種類和藥物用量，會依照年齡或實際症狀不同而有所差異。此外，也有患者即使不服用安眠藥，靠著重新調整對於生活習慣和睡眠的意識，成功解決了失眠問題。針對自身睡眠若有任何疑問，務必要向專科醫師諮詢。

下圖參照宮本政臣《失眠症治療藥物和QOL：MT₁/MT₂受體促效劑》，以及日藥理誌(Folia Pharmacol. Jpn.)131, (2008)之圖1所製成。

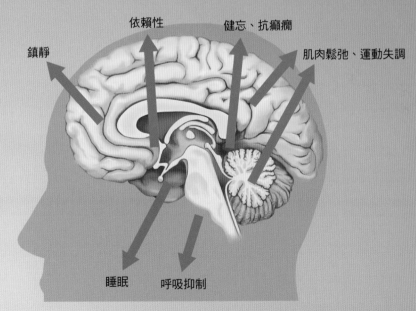

依賴性　　　健忘、抗癲癇

鎮靜　　　　　　　　　　　肌肉鬆弛、運動失調

睡眠　　　呼吸抑制

GABA 與睡眠亦有所關聯

和GABA有關的生理機能如圖所示。除了睡眠之外，
和呼吸抑制、依賴性以及肌肉鬆弛等機能皆與GABA有關。

即使進行訓練
也無法成為
短眠者

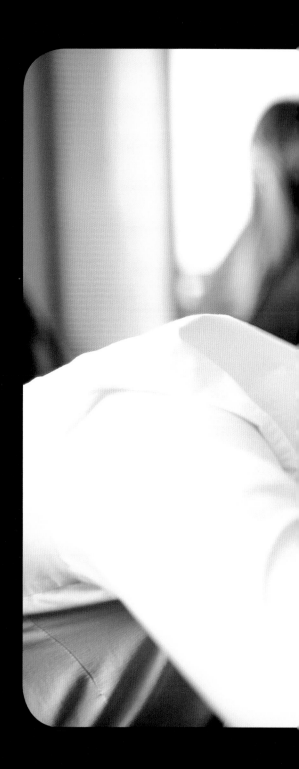

1 天可以只睡5個小時以下的人稱為「短眠者」。但真正的短眠者極為少見，數百人當中不到1人。反之，每天需要長時間睡眠的人稱為「長眠者」。據說理論物理學家愛因斯坦（Albert Einstein，1879～1955）是1天睡10個小時的長眠者。

一個人是否為短眠者由基因決定。雖然也有人主張經過訓練可以成為短眠者，但這種說法毫無科學根據。若勉強自己持續短時間睡眠，有可能對健康造成不良影響。即使是傳說中1天只睡4個小時的法國皇帝拿破崙（Napoléon Bonaparte，1769～1821），據說在白天也經常打盹。在自稱短眠者的人當中，多數都會在白天打盹來補眠。

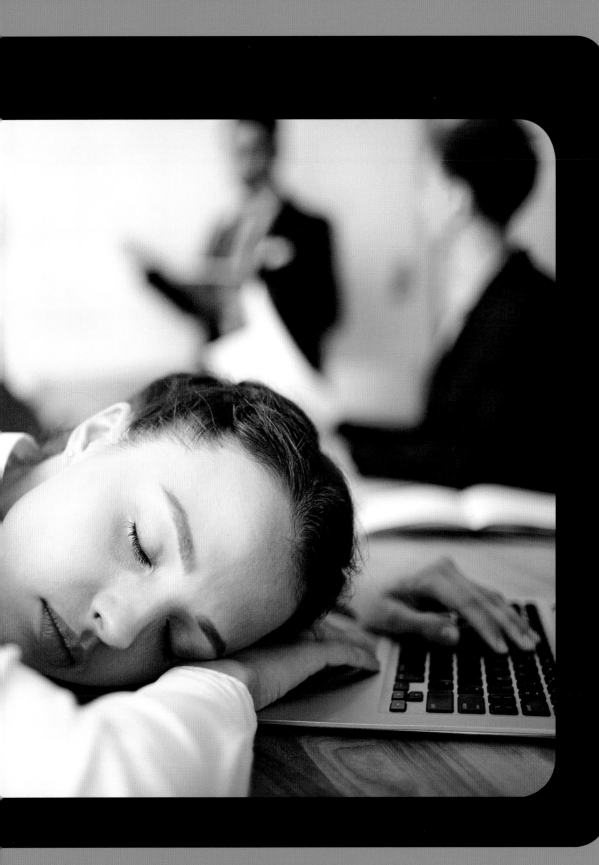

為什麼感到無聊時就會昏昏欲睡？

誘導睡眠的腦內物質腺苷酸

在無聊的會議、課程，甚至電影播放途中，睡意突然來襲，因此感到昏昏欲睡……，相信不論是誰都一定有過這樣的經驗。相反地，如果對事情充滿熱忱和興趣，睡意便會煙消雲散、頓時清醒。雖然其原理尚未完全明朗，但由日本筑波大學拉札陸斯（Michael Lazarus）副教授以及大石陽助教的研究團隊在2017年發表的研究成果當中，闡明了部分相關機制。

不無聊時

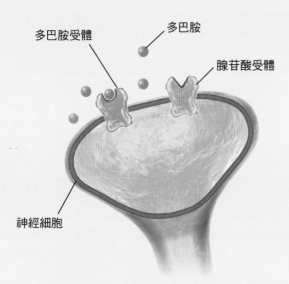

多巴胺受體　　多巴胺　　腺苷酸受體　　神經細胞

感到疲勞時

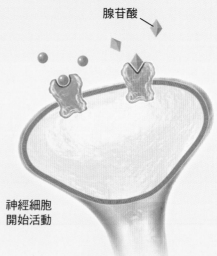

腺苷酸　　神經細胞開始活動

變得不睏

多巴胺受體存在於依核的神經細胞上，當多巴胺與其受體結合時，神經細胞停止作用，因此就變得不想睡了。

變得想睡

當腺苷酸和神經細胞的受體結合後，神經細胞開始活動，阻礙多巴胺發揮作用，其結果便讓人感到睏倦。

在腦內名為「依核」（nucleus accumbens）的區域中，神經細胞擁有被稱為「腺苷酸」（adenosine）的腦內物質受體。目前已知此神經細胞一旦接收了腺苷酸，便能引發睡意。研究人員利用最新的方法「光遺傳學」（optogenetics）刺激小鼠依核中的神經細胞，證實能快速誘導其進入睡眠狀態。

然而，當研究人員給予小鼠喜愛的巧克力或玩具，或讓異性小鼠與其一起同住時，依核中的神經細胞活動明顯受到抑制，結果發現其睡眠時間跟著減少。也就是說，若給予刺激提高動力（動機），依核中接收腺苷酸的神經細胞所具有的誘導睡眠作用會受到抑制，導致睡意完全消失。

飲用咖啡後

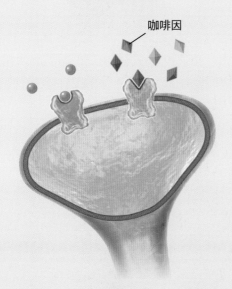

咖啡因

變得不睏

咖啡因和腺苷酸形狀類似，是容易和腺苷酸受體結合的分子。由於咖啡因會阻礙腺苷酸活動，進而使多巴胺正常發揮作用，因此讓人不會感到睏倦。

咖啡因在腦內運作的機制

阻擾腺苷酸誘導睡眠作用的是咖啡或茶類中含有的「咖啡因」（caffeine）。咖啡因的化學構造和腺苷酸相似，因此攝取的咖啡因抵達大腦時，會和腺苷酸受體結合。如此一來，後面再出現的腺苷酸便無法和受體結合。結果導致依核內的神經細胞無法發揮其誘導睡眠的作用，這就是飲用咖啡後能短時間提神的機制。

為什麼會發生鬼壓床的現象？

快速動眼睡眠時的「睡眠麻痺」就是鬼壓床的真面目

「**睡**」覺時突然醒來，發現身體不能動，好像有人從上面壓住，而且感到呼吸困難。」這就是在靈異現象中，常被提到的鬼壓床經驗。

這種奇妙的鬼壓床經驗，是由睡眠中的腦活動所引起的現象。當我們開始入睡後，首先進入屬於深度睡眠的非快速動眼睡眠（NREM），大腦和身體都能在此階段獲得休息。之後，便進入REM，此時身體雖然仍在休息，但大腦開始活動。若壓力太大，

鬼壓床的機制

引起鬼壓床的大腦機制如圖所示。若包含視覺皮質的大腦皮質活性化，則會看到幻覺。另一方面，若脊髓的前角細胞受到抑制，肌肉無法活動，便會產生身體無法動彈的狀況。經歷鬼壓床的人所看到的景象，全都是由大腦創造出來的，也就是所謂的「夢」。然而在鬼壓床時，由於意識比起在正常REM時更加清醒，因此才會有許多讓人以為是現實的生動體驗（入睡幻覺）。

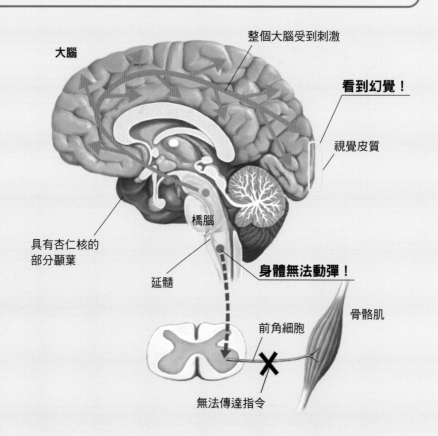

大腦

整個大腦受到刺激

看到幻覺！

視覺皮質

具有杏仁核的部分顳葉

橋腦

延髓

身體無法動彈！

骨骼肌

前角細胞

無法傳達指令

或持續重複不規律的睡眠週期，此入眠順序便會被打亂，導致有時剛開始入睡便立即進入REM的現象。在這種REM中經歷的「睡眠麻痺」，正是鬼壓床的真相。這種入睡後立刻進入REM的症狀，容易導致在嗜睡症（第58頁）中經常發生鬼壓床。

鬼壓床時身體無法動彈，是因為在REM中，大腦無法發出讓肌肉活動的指令※。此外，在REM中會發生呼吸困難的情況，是因為加快呼吸的交感神經，和減緩呼吸的副交感神經正在相互對抗的緣故。

鬼壓床絕對不是一種原因不明的現象。若發生了鬼壓床的情況，只要了解自己其實是處於已進入REM的狀態，就不會感到恐懼了。

※：若肌肉遲緩的機能無法充分運作，讓人在睡眠中做出劇烈的手腳動作，或是和夢裡一樣的行為，這種狀態稱為「快速動眼睡眠行為障礙」（REM sleep behavior disorder，RBD）。

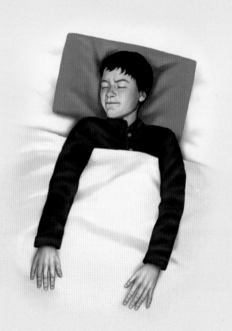

鬼壓床的症狀

- 身體無法動彈
- 無法出聲
- 恐懼
- 感覺被壓住
- 感覺四周有人或物
- 幻覺、幻聽
- 感覺好像被人觸摸

動物也用獨特的方法獲得所需睡眠

睡眠的好處大於被襲擊的風險

對於有外敵的野生動物來說，睡眠基本上是毫無防備的危險行為。而且，動物若進入睡眠狀態，便無法進食或移動。

為了解決這些問題，有些動物便採取獨特的方式來獲得必要的睡眠。比如不浮到水面上就不能呼吸的海豚和鯨類，以及必須在海上持續飛行數日的海鷗和短尾信天翁等候鳥，其大腦

動物們的奇妙睡眠方法

所謂的睡眠，與其說是讓「身體」休息，不如說是讓「大腦」恢復活力的行為。在圖中，藍色表示大腦處於睡眠狀態，橘色則代表大腦處於清醒狀態。動物的睡眠方式具有豐富的多樣性。

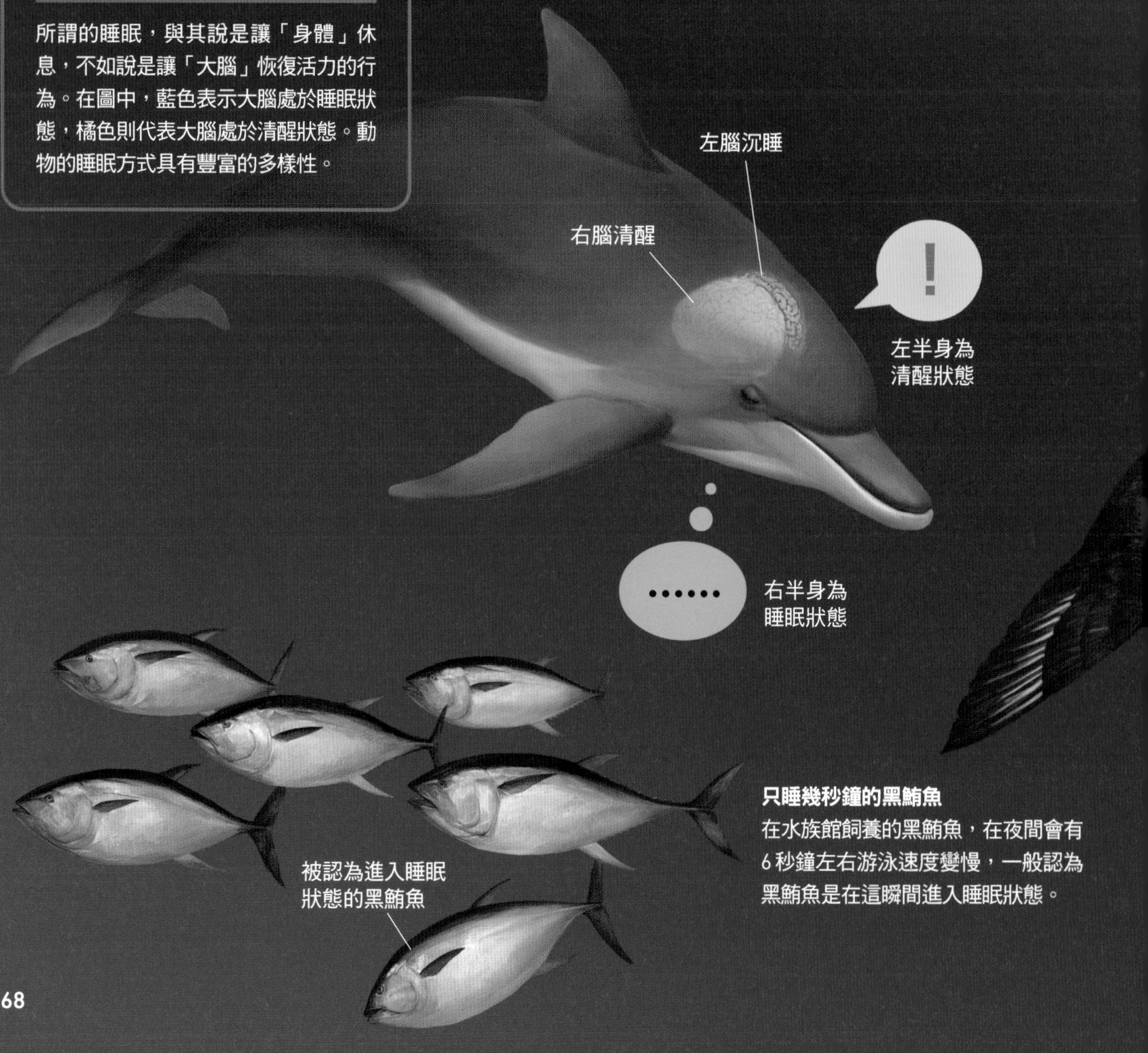

讓半邊大腦輪流睡眠的瓶鼻海豚
海豚能邊游泳邊讓左右腦（大腦半球）輪流休息（半腦睡眠）。如圖所示，當左側的大腦在睡眠時，右眼是閉起來的狀態。

左腦沉睡

右腦清醒

！

左半身為
清醒狀態

……

右半身為
睡眠狀態

被認為進入睡眠
狀態的黑鮪魚

只睡幾秒鐘的黑鮪魚
在水族館飼養的黑鮪魚，在夜間會有6秒鐘左右游泳速度變慢，一般認為黑鮪魚是在這瞬間進入睡眠狀態。

的左右半球會輪流休息，稱為「半腦睡眠」（unihemispheric slow-wave sleep，USWS）。這些動物的左右腦經常是一邊保持清醒，另一邊進入睡眠狀態，還能同時游泳或飛行。

長頸鹿和大象1天只睡2～4個小時，而且大多是站著睡覺，躺著睡覺僅限於極短的快速動眼睡眠。另一方面，以久睡而聞名的無尾熊，1天能睡到18～22個小時。

如以上所述，雖然睡眠的類型和時間長短會依動物不同而有所差異，但脊椎動物毫無例外地都需要睡眠。若觀察軟體動物、昆蟲或線蟲等，也能發現其存在著類似睡眠的休息狀態。由此可以推測，在動物的演化過程中，比起被襲擊的風險或不利影響，透過睡眠能夠獲得更大的好處吧！

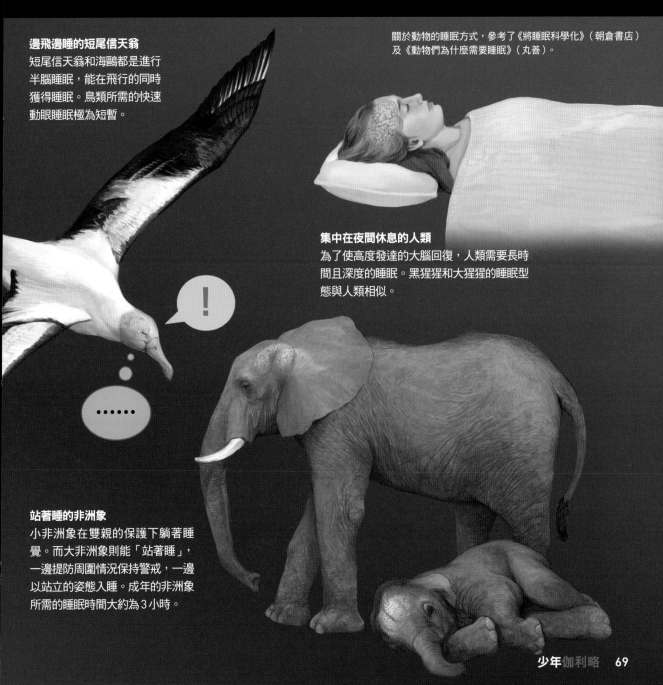

邊飛邊睡的短尾信天翁
短尾信天翁和海鷗都是進行半腦睡眠，能在飛行的同時獲得睡眠。鳥類所需的快速動眼睡眠極為短暫。

關於動物的睡眠方式，參考了《將睡眠科學化》（朝倉書店）及《動物們為什麼需要睡眠》（丸善）。

集中在夜間休息的人類
為了使高度發達的大腦回復，人類需要長時間且深度的睡眠。黑猩猩和大猩猩的睡眠型態與人類相似。

站著睡的非洲象
小非洲象在雙親的保護下躺著睡覺。而大非洲象則能「站著睡」，一邊提防周圍情況保持警戒，一邊以站立的姿態入睡。成年的非洲象所需的睡眠時間大約為3小時。

「一暝大一寸」是真的嗎？

在非快速動眼睡眠中
大腦會分泌生長激素

自古以來人們認為「能睡的孩子長得快」，研究證實以科學來說，這個想法是正確的。特別是非快速動眼睡眠（NREM）的第3階段，在兒童的成長中扮演著重要的角色。

在NREM的第3階段中，會從名為腦垂腺（pituitary gland）的部位分泌「生長激素」（growth hormone）。尤其在第一次NREM時，分泌量會特別多。

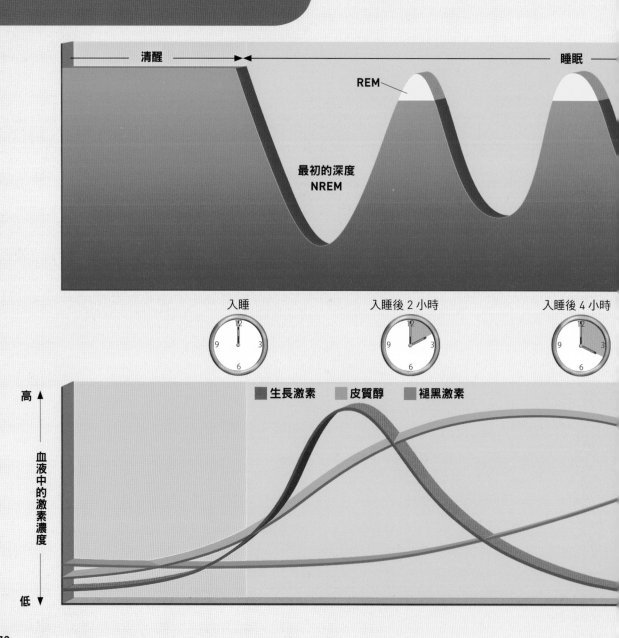

清醒　　　　　　　　　　　　　　　　　　　　　　　　睡眠

REM

最初的深度
NREM

入睡　　　　　入睡後 2 小時　　　　　入睡後 4 小時

■ 生長激素　　■ 皮質醇　　■ 褪黑激素

高

血液中的激素濃度

低

生長激素正如其名，對兒童發育發揮了重大作用。特別是在骨骼生長、肌肉增大，或傷口癒合等都能靠生長激素達到效果。要讓兒童健康成長，深度睡眠不可或缺。

另一方面，生長激素對於成人也相當重要。恢復疲勞以及促進新陳代謝時都需要生長激素。不論兒童或成人，獲得充足睡眠才是首要之務。

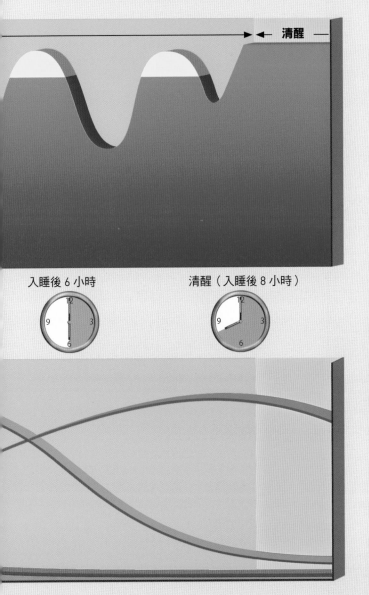

入睡後 6 小時　　　　清醒（入睡後 8 小時）

生長激素

由腦垂腺製造，能夠促進細胞分裂，對於兒童身體成長以及成人恢復疲勞是相當重要的激素。會和最初的深度NREM幾乎在相同的時間大量分泌。

皮質醇

讓身體保持戰鬥狀態的激素。起床後其含量（血中濃度）增加，早上6點左右達到最高峰。由位於腎臟上方的腎上腺（adrenal gland）分泌製造。

褪黑激素

是降低身體活動度，誘發睡意的激素。從晚間9點左右開始增加，睡眠中其含量（血中濃度）達到最高峰。白天時則逐漸減少。由大腦的松果體分泌製造。

在母親肚子裡的嬰兒也需要睡眠嗎？

大腦形成後才需要睡眠

胎兒在大腦形成前不需要睡眠，要等到大腦成形之後才會開始睡覺。

最先出現在胎兒身上的睡眠型態是REM。如第14頁所示，REM有一部分大腦和清醒時一樣活動旺盛。在胎兒的REM當中，由「腦幹」（brain stem）發出刺激腦神經細胞活動的信號，進而促進大腦發育。

隨著胎兒成長，亦出現了NREM。和REM相比，在NREM時大腦活動程度整體偏低。

REM的比例在胎兒初期時為100%，新生兒則在50%左右。另一方面，成人的REM比例則下降至約20～25%。這是由於成年後比起大腦生成，維持已成熟之大腦機能較為重要的緣故。

大腦成長的樣貌

如圖所示，將各個部位以顏色表示胎兒大腦成長的樣貌。由圖可知特別是大腦（端腦）有顯著發展。

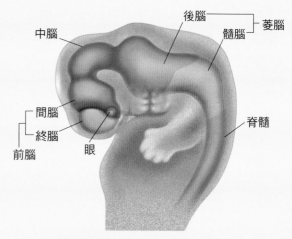

中腦　後腦　髓腦　菱腦　間腦　終腦　前腦　眼　脊髓

1. 受精後約6週左右

大腦是由從胎兒頭部往尾部延伸的「神經管」所形成。最初出現在神經管上的有三個膨脹部分，由頭部開始順序分別為「前腦」、「中腦」及「菱腦」。前腦在之後會分為「終腦」和「間腦」；菱腦則會分為「後腦」和「髓腦」。

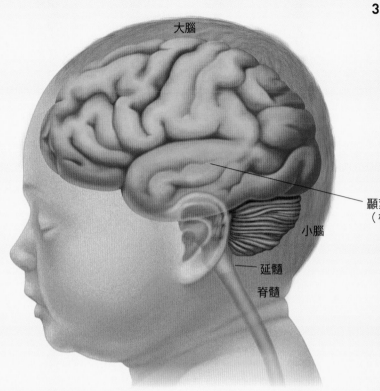

3. 受精後約9個月左右（新生兒）
　在大腦成長至頭部後方後，便往下方
　及前方外側生長形成「顳葉」。此外，
　大腦表面產生皺褶。小腦也會隨著腦
　部發達而在表面形成大量皺褶。

大腦

顳葉
（橘色部分）

小腦

延髓

脊髓

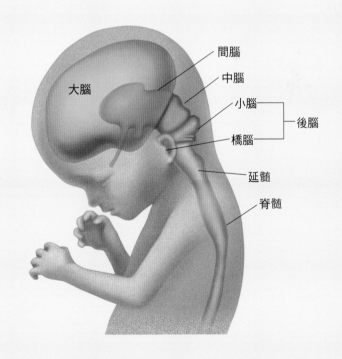

間腦

中腦

小腦

橋腦

後腦

延髓

脊髓

大腦

2. 受精後約3個月左右
　終腦會覆蓋於間腦上繼續成長。後腦
　則會分為「小腦」和「橋腦」（連接
　左右小腦半球的部分）。髓腦則成為
　「延髓」（調整呼吸及血液循環）。

註：圖中各個階段的大腦形狀，是以《Netter's人體胚胎學》、《從受精卵
　　到成為人類原著第4版》等書中圖案為主要參考資料繪製而成。

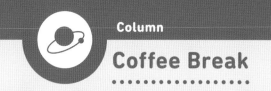

Column

Coffee Break

透過解析腦部活動
解讀夢境

「**剛**剛的夢境中,是否出現了一位女性?」像這樣能解讀夢境內容的技術已經開發出來了。

日本國際電氣通信基礎技術研究所（ATR）腦情報研究所的神谷之康博士等人,在2008年成功重現「腦內影像」。眼睛所看到的圖像或影像,會透過眼球傳送至大腦名為視覺皮質區的區域。研究人員針對視覺皮質區當下的活動進行記錄,並透過分析此活動模式,重現了受試者實際觀看到的圖像。

多數的夢境亦來自視覺方面的經歷。於是神谷博士和研究人員在2013年透過解析睡眠中的腦部活動模式,精準命中在夢中出現的物品及場所。

透過此研究,清楚闡明了視覺和夢的關聯。若是能將在睡眠中的大腦活動以圖像方式抽取出來,也許就能在醒來後「觀賞」自己不記得的夢境。

**成功解讀即將醒來前的
夢境內容**

此為從某位男性受試者的大腦活動重建而成的圖像。此機制將出現機率高的名詞用較大的文字表示,並針對此名詞以資料庫中的圖像更清楚地顯示出來。從醒來前30秒的大腦活動數據所建構的圖像（上）尚無法得知其夢境為何,但醒來前4秒的大腦活動數據所建構的圖像（下）中顯示著女性的身影。

醒來前30秒

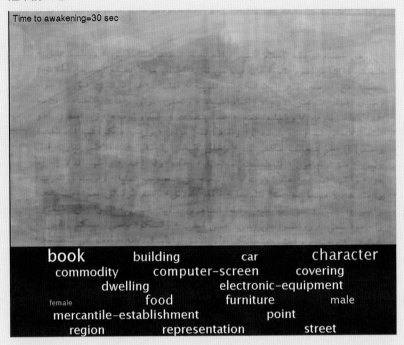

Time to awakening=30 sec

book building car character
commodity computer-screen covering
dwelling electronic-equipment
female food furniture male
mercantile-establishment point
region representation street

醒來前4秒

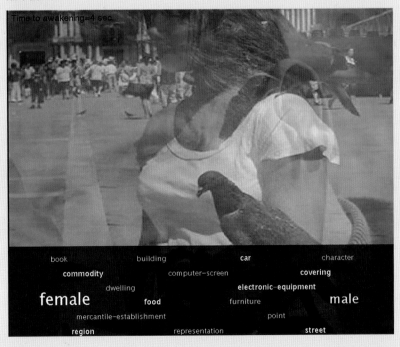

Time to awakening=4 sec

book building car character
commodity computer-screen covering
dwelling electronic-equipment
female food furniture male
mercantile-establishment point
region representation street

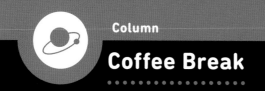

藉由睡眠整理記憶的腦部機制

為什麼生物需要睡眠呢？針對此疑問尚未找到明確的答案，睡眠仍留下了許多謎團。

於睡眠中，腦神經細胞（神經元）之間會反覆發生連結增強的現象。此時，會產生名為「漣波」（ripple）的腦波。透過睡眠，神經元之間的連結增強，因而促進記憶定著。

另一方面，據說睡眠也會造成記憶消失。然而，睡眠減弱神經元連結的機制仍是個謎。日本東京大學研究所藥學系研究科的池谷裕二教授等人，利用小鼠實驗，證明了睡眠中的漣波和記憶消失有關。也就是說，這也證明了產生漣波的神經元「身兼二職」，除了進行記憶定著之外，也會挑選記憶進行消除，以便整理腦內的記憶。

神經元的接合部稱為「突觸」，其間的連結變強且持續數個小時，這種現象稱為「長效增益作用」（long-term potentiation，LTP）。

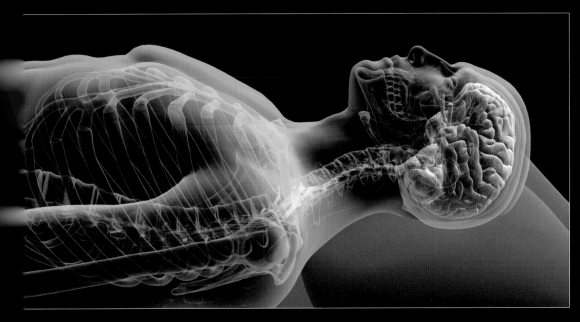

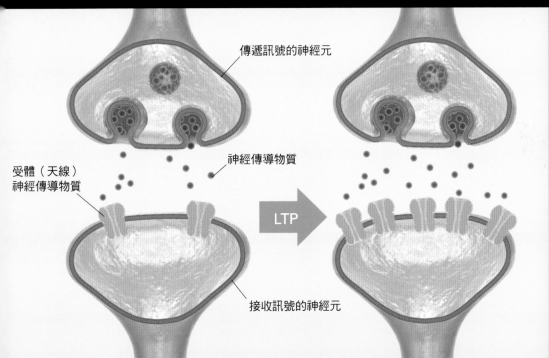

傳遞訊號的神經元

受體（天線）
神經傳導物質

神經傳導物質

LTP

接收訊號的神經元

發生LTP前後的突觸如圖所示。和發生LTP前（左）相比，發生LTP後（右），接收神經傳導物質的受體增多了。透過LTP反覆發生，記憶也因而定著下來。

這本《睡眠》就介紹到此，您覺得如何呢？

睡眠是大家每天都在經驗的切身行為，然而其機制和作用仍有不明之處，相關研究依然持續進行著。

本書首先針對睡眠基礎進行說明。當您知道「補眠」無益時，一定感到相當驚訝吧！

此外，亦介紹了幾個能獲得舒適睡眠的重點方法。在了解睡眠和身心健康息息相關之後，是否也更加感受到睡眠的重要性呢？

衷心希望本書能幫助每位讀者達成「每晚酣然入夢，醒來神清氣爽」的目標。想要瞭解更多，歡迎參考人人伽利略系列31《睡眠科學：為何總是睡不好？解析睡眠與夢境、記憶的關係》。 🪐

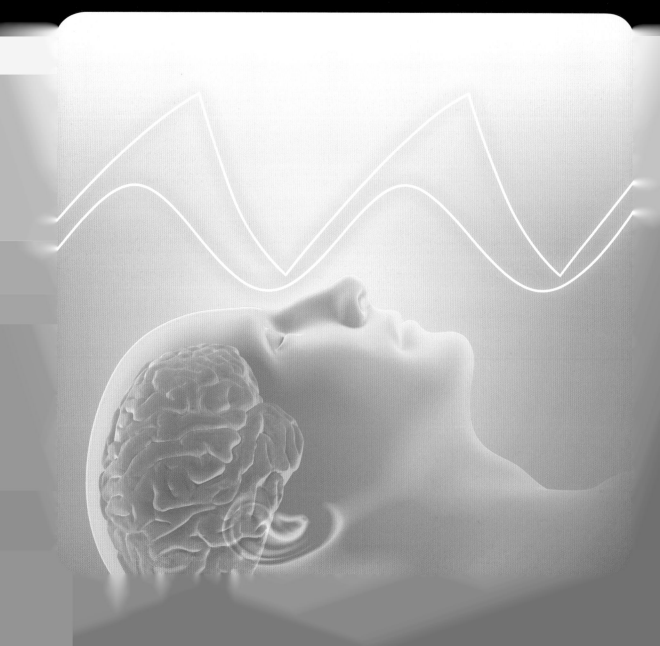

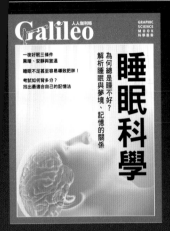

睡眠科學　為何總是睡不好？

解析睡眠與夢境、記憶的關係

售價：500元

　　總是有失眠困擾？睡眠與記憶密不可分，首先帶領讀者正視睡眠負債的問題，掌握好眠的關鍵，深入探索夢境與冬眠的奧祕。另從腦科學角度瞭解睡眠與記憶的關係，談論偽記憶、超憶症、學者症候群等有趣話題，學習切身相關的科學知識。跟少年伽利略系列相比，更加深入，更適合成人閱讀。

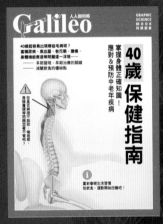

40歲保健指南　掌握身體正確知識！

應對＆預防中老年疾病

售價：450元

　　年紀漸長，身體也開始出現諸多不適，若沒有良好的運動、飲食習慣，可能會在多年後導致更可怕的疾病。而隨後而來的疾病、照護問題，若先建立正確的知識並認真應對，還是可以打造出舒適的生活方式。本書介紹預防中老年疾病、生活習慣病的預防知識，還有以正確飲食、運動習慣、建立良好睡眠等面向，來瞭解40～50歲左右特別需要注意的保健知識吧！

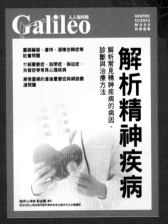

精神疾病　解析常見精神疾病的病因、

診斷與治療方法

售價：500元

　　本書網羅30種以上精神疾病的症狀及原因，並介紹9種療法，提出建議與應對方法，種類詳盡，資料豐富，增加認識就是及早治療的第一步。另探討現代社會造成的心理問題，如網路霸凌、產後憂鬱症、虐待等等。透過這些議題，讀者也可以一起思考造成這些狀況背後的社會問題。

★臨床心理師 蘇益賢 審訂
——現任初色心理治療所副所長與多家企業合作之企業講師

【 少年伽利略 36 】

睡眠
掌握睡眠正確知識幫助一覺好眠

作者／日本Newton Press
特約編輯／洪文樺
翻譯／林園芝
編輯／林庭安
發行人／周元白
出版者／人人出版股份有限公司
地址／231028 新北市新店區寶橋路235巷6弄6號7樓
電話／（02）2918-3366（代表號）
傳真／（02）2914-0000
網址／www.jjp.com.tw
郵政劃撥帳號／16402311 人人出版股份有限公司
製版印刷／長城製版印刷股份有限公司
電話／（02）2918-3366（代表號）
香港經銷商／一代匯集
電話／（852）2783-8102
第一版第一刷／2023年5月
定價／新台幣250元
　　　港幣83元

國家圖書館出版品預行編目（CIP）資料

睡眠：掌握睡眠正確知識幫助一覺好眠
日本Newton Press作；
林園芝翻譯. -- 第一版. --
新北市：人人出版股份有限公司, 2023.05
面；公分. ──（少年伽利略；36）
ISBN 978-986-461-331-1（平裝）
1.CST：睡眠 2.CST：健康法

411.77　　　　　　　　　　　112004749

NEWTON LIGHT 2.0 SUIMIN
Copyright © 2021 by Newton Press Inc.
Chinese translation rights in complex
characters arranged with Newton Press
through Japan UNI Agency, Inc., Tokyo
www.newtonpress.co.jp

Staff

Editorial Management	木村直之
Design Format	米倉英弘 + 川口 匠（細山田デザイン事務所）
Editorial Staff	小松研吾，加藤 希

Photograph

25	京都府立医科大学　八木田和弘教授
26〜27	elbanco/stock.adobe.com
29	lightwavemedia/Shutterstock.com
35	khosrork/stock.adobe.com
38	Mihail/stock.adobe.com
40〜41	bernardbodo/stock.adobe.com
44〜45	グローム・マネジメント株式会社メディカル事業部 善積 透
50〜51	Photographee.eu/Shutterstock.com
62〜63	Pressmaster/Shutterstock.com
75	ATR脳情報研究所神経情報学研究室
77	HANK GREBE/stock.adobe.com

Illustration

Cover Design	宮川愛理
2〜5	Newton Press
6	http://www.sleepmed.jp/q/meq/meq_form.php
8〜9	荻野瑶海
10〜13	Newton Press
14〜15	Newton Press・BodyParts3D, Copyright© 2008 ライフサイエンス統合データベースセンター licensed by CC表示－継承2.1 日本（http://lifesciencedb.jp/bp3d/info/license/index.html），Newton Pressにより加筆改変
16〜21	Newton Press
22〜23	Newton Press（分子モデル：4S0V，credit①，MSMS molecular surface [Sanner, M.F., Spehner, J.-C., and Olson, A.J. (1996) Reduced surface: an efficient way to compute molecular surfaces. Biopolymers, Vol. 38, (3),305-320)）
24	Newton Press
26〜34	Newton Press
36〜37	Newton Press（分子モデル：4S0V，credit①，MSMS molecular surface [Sanner, M.F., Spehner, J.-C., and Olson, A.J. (1996) Reduced surface: an efficient way to compute molecular surfaces. Biopolymers, Vol. 38, (3),305-320)）
39〜40	Newton Press
42〜49	Newton Press
52〜55	Newton Press
56〜57	髙島達明
58〜61	Newton Press
64〜73	Newton Press
75	Newton Press
77	Newton Press

credit ①
ePMV (Johnson, G.T. and Autin, L., Goodsell, D.S., Sanner, M.F., Olson, A.J. (2011). ePMV Embeds Molecular Modeling into Professional Animation Software Environments. Structure 19, 293-303])